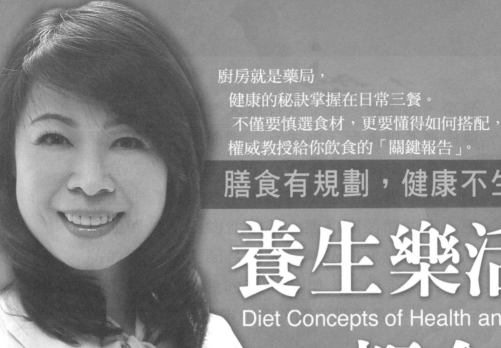

廚房就是藥局，
健康的秘訣掌握在日常三餐。
不僅要慎選食材，更要懂得如何搭配，
權威教授給你飲食的「關鍵報告」。

膳食有規劃，健康不生病

養生樂活

Diet Concepts of Health and Vitality

概念餐

除了具備養生功能的「四季輕
食」、針對國人慢性病最大宗的
「糖尿病」「高血壓」「慢性肝炎」
以及「過敏體質」「防癌抗癌」
等症狀的食療秘訣，盡在本
書中。

Dr. Maggie

實踐大學食品營養與保健生技學系（所）
系主任＆所長
[黃惠宇博士◎著]

目錄 Contents

目錄 Contents

Part 1

中國飲食養生觀

自古以來，中醫學對飲食保健的觀念已經很完備。
根據文獻記載，秦、漢起就有「食醫」、「疾醫」
等官職的設置，加上漢代的藥物著作《神農本草
經》，收載的 365種藥物中，其中有不少是食品。
此種知識如果能大量推廣至現代人的日常飲食中，
必可以增強體力，減少疾病的發生。

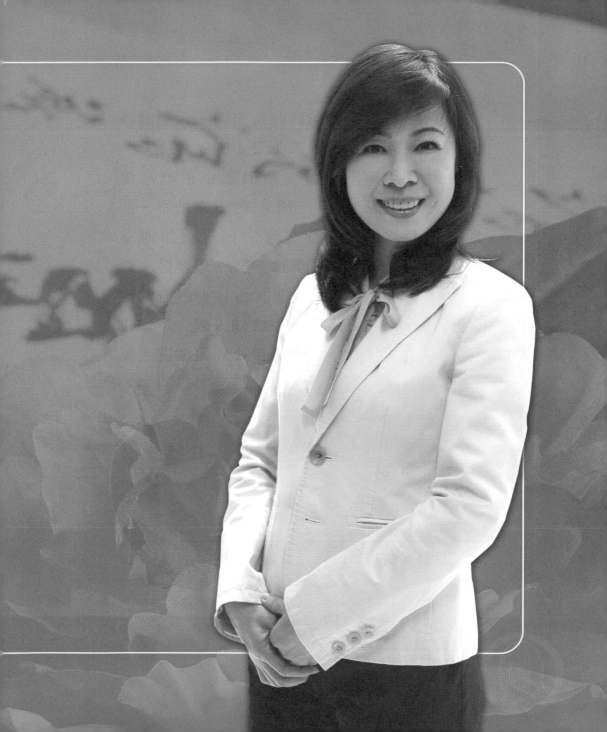

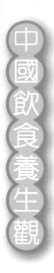

中國人的養生

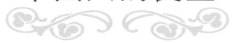

　　自古以來，民以食為天，這是人類存在的基本條件。換句話說，人要生存與活動，就得每天從飲食當中獲取各種營養物質，以提供身體細胞執行運作所需的能量和物質。如果身體無法得到足夠的熱量，就會影響身體發育，導致體弱多病。現代人的營養問題，多出自營養過剩或是營養不均衡，加上生活環境惡化，癌症、慢性病、過敏性疾病的罹患率逐年漸增加。因此，如何正確飲食，已成為現代人養生的重要課題。

飲食養生保健的觀念在中國歷史上形成很早。根據文獻資料記載：秦、漢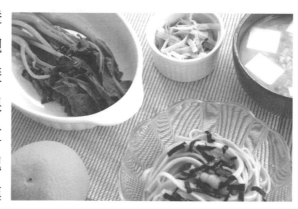起就有「食醫」、「疾醫」等官職的設置，加上漢代出現的藥物著作《神農本草經》，收載的365種藥物中，其中有不少是食品，如：常用的大棗、山藥、蓮藕、芡實、薏苡仁⋯⋯等都名列其中，書中並推崇其補身、健身、延年益壽的作用；到了唐朝，由於貞觀之治，經濟、科技、文化都出現了新的繁榮景象：唐代的卓越醫藥學家孫思邈所著的《備急千金藥方》中首列了食治專篇，序論中就指出，飲食得當就長

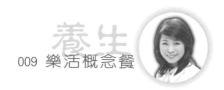

生不老，而且生病時以食治之，即可不藥而癒。飲食養生保健學從宋、元、明、清至今，已有完善的發展，與現代營養科學並行不悖，且互相補充，此種知識如果能大量推廣至現代人的日常飲食中，必可以增強體力，減少疾病的發生。

中醫學上對飲食保健的觀念是很看重的，因為它涉及人體的臟腑、氣血與形體百骸的形成、發育及保護。如以西方營養醫學的論點來看，要維持生命，飲食是不可或缺的。綜合中醫及西方營養醫學的論述，「飲食乃生民之天，活人之本也」。

中國飲食養生保健上，有幾個大原則是必須要注意的，以下分為「飲食有節」、「因人而

異」、「依食物的四性五味」來調配飲食。

飲食有節

飲食有節的意思就是吃東西必須要規律，三餐正常吃而且要有節制，不可暴飲暴食或過量；明代敖英在《東穀贅言》中提出：「多食之人有五患，一者大便數，二者小便數，三者擾睡眠，四者身重不堪修養，五者多患食不消化。」

自然界四季的變化，對人體生理和疾病的形成上，也扮演很重要的角色。在中醫學上，氣候的變化常以六氣「風、寒、暑、濕、燥、火」的形式出現，依照四季中六氣的變化，飲食會影響身體的寒熱體質特性，所以要特別注意。

 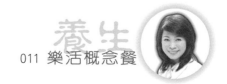

　　四季又分為二十四個節氣，一般人都只知道農民曆上的「立春」代表春天來了，「冬至」除了吃湯圓外，過了冬至那天，白天會慢慢的愈來愈長，黑夜會愈來愈短。其實「立春」與「冬至」都是中國農曆裡，依據太陽和月亮的位置，將一年的節氣，除了四季以外，又再平均分為二十四等分，也就是說，節氣實際反應太陽運行所引起的氣候。自古以來，中國人多會根據二十四節氣來進行農事：何時插秧？何時栽植農作物？利用這種微妙的天體運行，了解會直接影響我們每日日照的長短與溫度，節氣與我們的生活息息相關。

　　春、夏、秋、冬四季各有六個節氣，分別依序如下：

節氣	農曆	意義
立春	正月初	開始進入春天，萬物復甦。
雨水	正月中	春風遍吹，天氣漸暖，冰雪融化，空氣濕潤，雨水增多。
驚蟄	二月初	天氣轉暖，春雷震響，蟄伏在土裏的各種冬眠動物開始甦醒與活動，因此稱為驚蟄。此時大部分地區開始進入春耕。
春分	二月中	這一天南北兩半球晝夜相等。大部分地區越冬作物進入春季生長階段。
清明	三月初	天氣晴朗溫暖，草木開始長出新枝芽，萬物生長，農民忙於春耕春種。人們在門口插上楊柳條，到郊外踏青以及祭掃墳墓。
穀雨	三月中	天氣較暖，雨量增加，是北方春耕作物播種的季節。

春

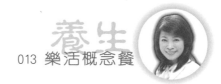

	節氣	農曆	意義
夏	立夏	四月初	夏天開始，雨水增多，農作物生長漸旺，田間工作日漸繁忙。
	小滿	四月中	大麥、冬小麥等夏收作物，開始結果、籽粒飽滿，但尚未成熟，因此稱之為小滿。
	芒種	五月初	芒種表示小麥等有芒作物成熟，適宜開始秋播，如晚穀、黍、稷等。即將進入梅雨季節。
	夏至	五月中	陽光直射北回歸線，白天最長。從這一天起，進入炎熱季節，萬物生長力最旺盛，而雜草害蟲也迅速滋長。
	小暑	六月初	值初伏前後，天氣熱但未酷熱，忙於夏秋作物的工作。
	大暑	六月中	值中伏前後，一年中最炎熱的時期，好溫作物迅速生長；雨水甚多。

	節氣	農曆	意義
秋	立秋	七月初	秋天開始，氣溫逐漸下降；中部地區早稻收割，晚稻開始移栽。
	處暑	七月中	氣候變涼的象徵，表示暑天終止，夏季火熱已經到了盡頭。
	白露	八月初	天氣轉涼，地面水汽結露。
	秋分	八月中	陽光直射赤道，晝夜幾乎相等。北方秋收秋種。
	寒露	九月初	天氣轉涼，露水日多。
	霜降	九月中	天氣已冷，開始有霜凍，所以叫霜降。南方仍可秋收秋種。

	節氣	農曆	意義
冬	立冬	十月初	冬季開始，一年的田間操作結束，作物收割之後要收藏起來。
	小雪	十月中	氣溫下降，黃河流域開始降雪；北方已進入封凍季節。
	大雪	十一月初	黃河流域一帶漸有積雪；而北方已是萬里冰封。
	冬至	十一月中	這一天，陽光幾乎直射南回歸線，北半球白晝最短，黑夜最長。
	小寒	十二月初	開始進入寒冷季節。冷氣積久而寒，大部分地區進入嚴寒時期。
	大寒	十二月中	大寒就是天氣寒冷到了極點的意思。大寒前後是一年中最冷的時候。

中國飲食養生觀

正如《素問‧寶命全形論》中提到的：「人以天地之氣生，四時之法成。」也就是說，根據四季不同氣候的特點，以及每個人的不同體質，來制訂適宜的食療養生方法，以適應四季氣候變化，預防疾病的發生。

　　所以我們按四季及環境，選擇改善體質的食物，如：中醫學上根據春、夏、秋、冬四季的陰陽消長規律，來調和一年中寒、熱、溫、涼等氣候變化。中國人普遍相信可以利用進補來調養生息，在飲食習慣上也特別注重其規律性。

　　調節飲食是保持健康長壽的最基本原則，根據中醫學理論，只要將身體調整在陰陽平衡狀態下，就可預防並降低疾病發生。依據各季節特點，結合個人體質、食物或藥物的性味，實行合理的飲食調配，可以增進人體對外界的

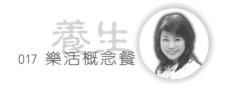

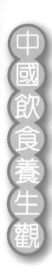

適應力，達到調整陰陽，恢復體內平衡。

　　中醫學上的季節飲食保健，是根據中醫學上有關「春夏養陰、秋冬養陽」的原則所制定的。所謂「春夏養陰、秋冬養陽」，是指春夏季人體陽氣充實於體表，體內的陽氣不足需要補給；秋冬氣候乾燥寒冷，需滋陰防燥，貯存能量為來季作好準備。

POINT!

食材使用因人而異

　　由於季節氣候、地理區域、每個人身體特性的差異，在飲食養生保健時也必須綜合考慮，不同年齡、不同性質、不同體質，其生理和病理的特徵皆有不同，因此必須「因人制宜」，依據體質不同，設計出不同的養生計畫是很重要的。比如：體質寒的人宜多吃熱性食

利用四性五味來防治疾病

　　食物具有四性，古人很早就用食物來防治疾病。戰國時期名醫扁鵲就曾說過：「為醫者，當洞察病源，知其所犯，以食治之，食療不愈，然後用藥。」這種食療藥療並重，甚至先食療後醫療的思想，對後世的中國人影響很大。中醫學上治病很注重病人所吃的食物，所謂「藥食同源」，食物與中藥都具有相同的特

物；體質熱的宜多吃寒性食物，並忌辣、菸、酒等。每類食物皆有其屬性，瓜類及水果屬性都較寒，雖然可以清熱解渴，但對寒性體質的人宜減少食用。一般紅肉類或動物類食物與蔥、韭、大蒜、辣椒等都屬於較熱性食物，熱性體質的人不可多吃。

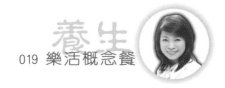

性，與疾病有密切的關聯。此外，中醫學中尚有「醫食同源」的說法，有醫療的時候就有食療了。這兩種說法都很有道理，因為很多治療疾病的中藥就是日常的食物。事實上，食療早已成為中國文化的一部分，也是中醫學的基礎理論之一。

● 食物四性

古人把食物跟藥物一樣，分為「熱」、「溫」、「涼」、「寒」等不同的性質，中醫學上稱之為「四氣」或「四性」。食物的四氣性質，主要是依據人體吸收了這種食物後，所產生的影響或反應來決定。一般民間所說的「燥」或「熱」的食物，即是指溫熱性食物，例如吃了辣椒與薑以後，身體會馬上感覺到全身發熱出汗，由此身體反應得知，辛辣食物均屬於「熱」

性食物。一般所稱的「冷」、「涼」或「退火」的食物即指寒涼性食物，夏季所生產的西瓜、冬瓜及小黃瓜，食用後會令人有全身清涼、暑意全消的感覺，古人就把其歸屬於「寒」性食物。食物的「熱」與「溫」、「寒」與「涼」只是程度上的差異而已，「熱」大於「溫」，「寒」大於「涼」，其界限並不明顯，因而也有僅將食物區分為「溫熱類食物」或「寒涼類食物」二大類。還有些食物的性質比較平和，介於寒涼與溫熱之間，寒症熱症的病人都可食用，這類食物就被歸類於「平」性。

常見食材屬性一覽表

屬性	食材
溫熱	香辛料（辣椒、胡椒、蔥、薑、韭、蒜、芫荽、肉桂、茴香、八角等）、酒、醋、羊肉、狗肉、雞肉、牛肉、火腿、蝦、鱔魚、海參、龍眼、荔枝、桃、杏、櫻桃、核桃仁、松子、木瓜、南瓜、胡蘿蔔、黃豆芽、紅棗、糯米、紅糖、檳榔子等。
平	鵝肉、牛奶、鯉魚、蘋果、葡萄、鳳梨、米、玉米、甘薯、花生、蠶豆、芝麻、黑豆、豌豆等。
寒涼	鴨肉、蛋白、蟹、蛤、蚌、海帶、紫菜、西瓜、香蕉、梨、橘、橙、枇杷、甘蔗、奇異果、楊桃、香瓜、番茄、柚子、竹筍、冬瓜、黃瓜、絲瓜、苦瓜、豆腐、豆豉、芹菜、白菜、菠菜、空心菜、金針、茄子、蓮藕、茭白筍、荸薺、薏仁、白蘿蔔、蜂蜜、茶葉、綠豆、綠豆芽、鹽、醬油、醬、白糖。

●食物五味

　　根據中醫學上的理論，食物分成五味，即：酸、苦、甘、辛、鹹。《內經》有云：「五穀為養，五果為助，五畜為益，五菜為充，氣合而服之以補精益氣，此五味各有所利，四時五臟，病隨所宜也。」又有酸先入肝，苦先入心，甘先入脾，辛先入肺，鹹先入腎之說。

食物五味屬性及功能

屬性	功效	食材
酸	使肌肉緊繃、抑制汗及尿液的排出	檸檬、雞肉、蕃茄、蘋果、梅子。
苦	將多餘水分排出	苦瓜、酒、荷葉、茶、牛蒡。
甘	滋養身體與減緩痛楚	蜂蜜、大棗、香菇、胡蘿蔔、豆腐、牛肉。
辛	促進血液循環及增加食慾	薑、洋蔥、胡椒、大蒜、韭菜。
鹹	促進排便與降低酸痛	雞蛋、海產、醬油、昆布、木耳、鹽。

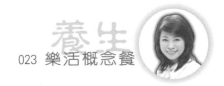

Diet Concepts of Health and Vitality

Part 2

西方飲食養生觀

以西方醫學觀點來看，要讓身體健康，必須每日攝取均衡的五大營養素。而各類食物就是這些營養素的主要來源，如何藉由每一天食物的攝取，獲得需要、足夠、均衡的營養，必須先了解需要如何分配這些營養素。

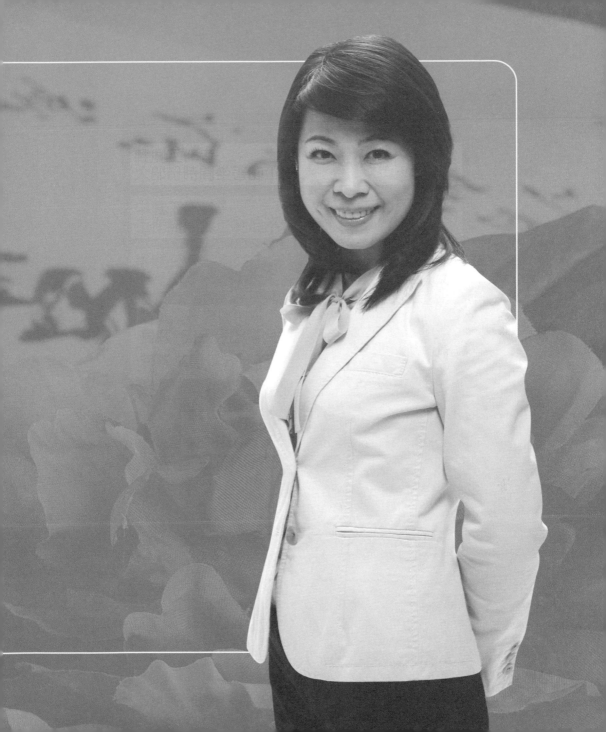

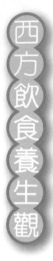

西方人的養生

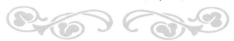

以西方醫學觀點來看，要讓身體健康，必須每日攝取均衡的五大營養素。

人體需要各種營養素才能維持身體健康、調節生理機能、修補組織、提昇免疫功能⋯⋯等。各類食物就是這些營養素的主要來源，如何藉由每一天食物的攝取，獲得需要、足夠、均衡的營養素，必須先了解人體中需要那些營養素。人體所需要的五大類營養素包括：醣類、蛋白質、脂質、維生素及礦物質。

醣類 Carbohydrate

醣類主要的功能在供給身體所需要的能量。1公克醣類可產生4大卡的熱量。身體中醣類不足時，會以蛋白質作為能量的來源。脂質氧化過程中，必須要有醣類的參與才能完全氧化，否則會產生過多的酮體，造成酮酸中毒。

醣類分解後的產物──葡萄糖，是神經細胞能量的唯一來源，腦細胞尤其不可缺少，否則會影響正常功能。醣類攝取不足，體內無法獲得足夠的熱量，會缺乏活力，蛋白質及脂質在身體內的代謝也會不正常。缺乏葡萄糖時，神經細胞無法獲得能量來源而影響正常功能。

醣類攝取過多時，熱量產生增加，超過身體所需時，醣類會轉變為脂肪儲存在體內，這就是造成肥胖的主要原因。

●麵包是醣類的主要來源之一。

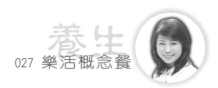

醣類又可分為單醣、雙醣及多醣類，單醣類分為葡萄糖及果糖；蔗糖、麥芽糖、乳糖屬於雙醣類；多醣類則包含澱粉、糊精、纖維質、肝醣等。

醣類的食物來源主要來自多醣類的澱粉類食物，如：米飯、麵食、馬鈴薯、蕃薯等五穀根莖類。少量來自奶類的乳糖，水果及蔬菜中的果糖及其他糖類。醣類的攝取量隨個人熱量的需要而定，建議醣類的熱量佔總熱量的58～68％。宜多攝食多醣類食物，如未精製的五穀類；少精品製醣類，如蛋糕、餅乾等。

蛋白質 Protein

蛋白質的主要功能是建造新的組織，尤其對生長發育期，如嬰兒期、兒童期、青春期、

懷孕期都非常的重要。對已建立的組織，蛋白質具有修補之功能。血液中的蛋白質，如白蛋白、球蛋白等的構成亦需要蛋白質。

蛋白質可維持身體中的酸鹼平衡及水的平衡、幫助營養素的運輸、或構成酵素、激素和抗體等，並可調節生理機能。當蛋白質攝取不足時，會造成生長發育遲緩、體重不足、容易疲倦、抵抗力減弱。

如果蛋白質攝取不足，嚴重的會造成水腫、脂肪肝、皮膚炎。再加上熱量不足，即形成所謂的蛋白質熱量缺乏症。懷孕期的婦女蛋白質攝取不足，容易貧血、流產、出生嬰兒體重身高不足。

蛋白質攝取太多，會增加肝臟的代謝負擔。蛋白質代謝產生的一些含氮廢棄物會由腎臟排泄，蛋白質攝取太多，含氮廢棄物會增

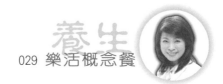

加，進而增加腎臟的負荷。蛋白質代謝後所產生的一些酸性物質，會與鈣結合而排出，造成鈣的排泄增加。如果蛋白質的攝取來自肉類、蛋類，亦會增加飽和脂肪和膽固醇的攝取量，可能增加罹患心血管性疾病的機會。

蛋白質的食物來源分為動物性與植物性，「動物性蛋白質」有蛋、奶、肉類、魚類、家禽類；「植物性蛋白質」的有豆類、核果類及五穀根莖類。

蛋白質的營養價值，除了量的多寡外，還要考慮蛋白質的品質，當食物中蛋白質的品質好且量足夠時，稱為「高生物價蛋白質」。一般而言，動物性

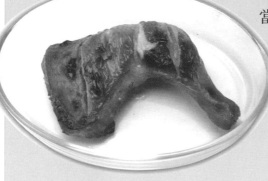

●肉類是最常見的蛋白質攝取來源。

食品多為「高生物價蛋白質」，植物性食品較低。攝食時需注意其均衡性，選擇兩種以上的食物一併攝食，可提高飲食中蛋白質的營養價值。

蛋白質的每日建議攝取量：成年人每人每公斤1公克即足夠，青春發育期每人每公斤1.2克，懷孕期的婦女第一期增加2公克，第二期增加6公克，懷孕末期增加12公克，哺乳期蛋白質每天增加15公克。

脂質　Lipid

脂質之主要功能為提供生長，維持皮膚健康所需的必需脂肪酸。維生素A、D、E、K為脂溶性維生素，必需溶於脂肪中才能被利用。

脂肪的多元不飽和脂肪酸是構成細胞膜的

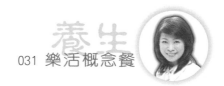

養生
031 樂活概念餐

成份之一。脂肪能供給熱量，1公克脂肪產生9大卡熱量，身體中多餘的熱量也以脂肪的形態貯藏。

脂肪可以保持體溫，防止體內器官不受震盪撞擊的傷害。食物中的脂肪可增加食物的美味、促進食慾，並減緩胃酸的分泌，使食物在胃中停留時間較長而增加飽足感。

脂肪攝取不足時，會出現皮膚粗糙，身材瘦小的狀況。脂肪中的必需脂肪酸缺乏時，會造成生長遲緩，生育能力降低，皮膚、腎臟、肝臟等不正常的現象。

脂肪攝取太多，過多熱量將轉變成身體脂肪組織，因而造成體重過重甚而肥胖。脂肪攝取過多，尤其是飽和脂肪酸攝取過多，會使血中膽固醇濃度增加，進而提升罹患心血管疾病的機率。

脂肪的主要來源有大豆油、花生油、菜籽油等「植物性油脂」及牛油、豬油和各種肉類所含的「動物性脂肪」。植物性油脂中不含膽固醇，並含較多的不飽和脂肪酸，但椰子油、棕櫚油例外。動物性油脂含飽和脂肪酸較高。脂肪的攝取量需配合個人的熱量需求增減，建議以不超過總熱量的30％為準，其中不飽和脂肪酸攝取量要大於飽和脂肪酸的攝取量。

維生素　Vitamins

維生素是一種有機物質，在我們體內無法合成，必需由食物中獲得。人體所需要的維生素不多，但在維持生命、促進生長發育上，維生素是不可或缺的。維生素不能產生熱能，也不能形成身體組織的材料，其主要功能是參與

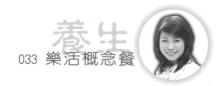

身體中的代謝作用。

維生素依其溶解性質可分為 : 脂溶性維生素，包含維生素A、D、E及K；水溶性維生素有維生素B群及C。水溶性維生素多時，便由身體中排出，但脂溶性維生素不易排出，累積儲存在身體中易產生中毒。

■維生素A

維生素A可幫助眼睛中視紫質的形成，使眼睛在黑暗的情況下，維持正常的視覺。

正常的點膜細胞會分泌一種物質來保護細胞表面，使其水分不致減少，保持濕潤。維生素A缺乏時，此種物質的分泌自然減少，將使得皮膚乾燥、角質化，細菌容易入侵。

維生素A可使骨骼生長正常，並使牙齒與牙齒的空間正常，使牙齒生長正常。適量的維

生素A可使上皮細胞正常分化，並增加免疫系統功能；維生素A缺乏時，易造成皮膚、肺、膀胱、喉頭等癌症發生。缺乏維生素A會讓視紫質受光後不能再生。所以由光亮處進入黑暗的地方，便無法立刻看清景物，此即由維生素A缺乏所引起的夜盲症。

乾眼症則是因為缺乏維生素A，使得淚腺上皮組織角質化，淚水分泌不足使結膜、角膜乾燥所引起的，嚴重感染會造成角膜軟化症，嚴重影響視力。

從食物中攝取維生素A是最安全的方法，如果長期大量服用高劑量維生素A，或未依醫師指示服用魚肝油精，則會造成維生素A的過量造成中毒現象。

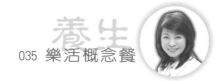

■維生素D

維生素D經過活化後能促進鈣質的吸收，增加血清鈣的濃度，鈣吸收後隨血液進入骨骼，鈣與磷的沉澱即產生骨骼鈣化，使骨骼硬化而有足夠支撐的力量。

維生素D的功能主要是促進鈣的吸收，所以當維生素D缺乏時，會造成鈣的吸收缺乏，小孩子容易產生佝僂症，成及老年人則可能出現骨質疏鬆症。

■維生素E

維生素E主要功用是與細胞膜的抗氧化作用有關。維生素E分布在細胞膜上，可接受由細胞代謝過程中產生「自由基」的攻擊，以保護細胞膜上的多元不飽和脂肪酸不被氧化，維持細胞膜及細胞功能。

有人認為老化是因為身體中產生過多的過氧化物聚集的結果，而維生素E有抗氧化作用，所以可以預防老化。當維生素E缺乏時，容易造成血球破裂，產生溶血性貧血，大都發生在早產兒、嬰兒時期，成人較少發生。

■維生素K

維生素K可以幫助凝血因子活化而產生凝血作用，以免傷口出血時間延長。當維生素K缺乏時，會延長血液凝固的時間，並容易造成皮下出血。剛出生的嬰兒維生素K會比較缺乏，人類腸道中的細菌可合成維生素K，當腸道功能正常，沒有不當的服用抗生素時，腸道合成的維生素K約占半數，另一半則來自食物中。成人少有維生素K缺乏的情形，剛出生的嬰兒維生素K較易缺乏。

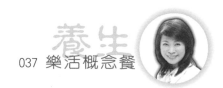

■ **維生素B群**

維生素B群包括有B1、B2、B6、B12、菸鹼素、葉酸、泛酸、生物素等。維生素B群主要是擔任輔酶的角色，與酵素接合使其活化，於是身體中各種代謝作用得以進行。

維生素B1、B2、菸鹼素與能量代謝有關，維生素B6與胺基酸的代謝有關。此外，葉酸、生物素、B12則參與細胞的合成。

在能量代謝上，維生素B1為重要的輔酶之一，維生素B1的需要量與熱量的攝取多寡有關。維生素B1不足時，會造成腸胃消化系統的改變，以致食慾不振。維生素B1可能參與神經膜的某些功能，要維持神經系統功能正常，維生素B1不可少。

維生素B1缺乏症最早發現在遠東地區吃精製白米的人，出現下肢水腫、麻木、神經炎、

心臟擴大、消化系統障礙等症狀。

　　維生素B2形成的輔酶，在體內的氧化還原作用中擔任重要角色，與能量代謝有關。維生素B2缺乏時，易造成脂溢性皮膚炎及眼精畏光，也容易發生口角處泛白、潰爛、發紅及疼痛，此即所謂口角炎，舌頭會呈紫紅色，且舌乳頭腫大。根據膳食調查結果顯示，國人飲食中維生素B2攝取未達建議量，明顯攝取不足。

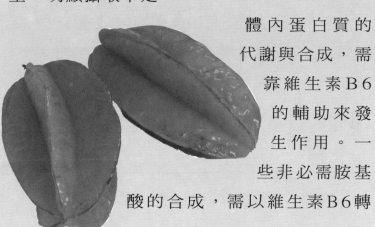

　　體內蛋白質的代謝與合成，需靠維生素B6的輔助來發生作用。一些非必需胺基酸的合成，需以維生素B6轉

●楊桃含有豐富的維他命B1以及B2。

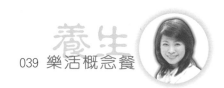

胺才能合成。色胺酸代謝中，維生素B6可使其轉變成菸鹼素，若維生素B6不足，則色胺酸會轉變成黃尿酸排出體外。

血紅素中紫質的形成，需靠維生素B6的輔助。維生素B6的缺乏，會使血紅素減少，造成貧血，發生痙攣等症狀。長期服用治療結核病的藥物及口服避孕藥者，會較易缺乏維生素B6。

維生素B12主要為維持細胞正常的代謝與合成，如核酸、紅血球的形成以及腦神經細胞髓鞘的形成。當維生素B12缺乏，紅血球的成熟將受到很大影響，可能導致巨球性貧血症，並有舌炎、神經炎等症狀。胃中內在因子缺乏時，會造成維生素B12吸收不良而引起缺乏。

此外，全素食者所攝取的食物不含維生素B12，也容易有缺乏的可能。

■維生素C

維生素C能促進膠原的形成，膠原填充至細胞間，使細胞與細胞間排列整齊緊密，並能形成疤，使傷口癒合。

維生素C可保護其他水溶性維生素不被氧化，故可作為抗氧化劑。

維生素C對於腎上腺素的產生，佔很重要角色。人體攝食的鐵離子，需經維生素C還原後，才能被小腸吸收，所以維生素C可幫助鐵的吸收。

當維生素C缺乏時，會產生牙齦發炎、皮下出血、傷口不易癒合等症狀，稱為壞血病。由於台灣蔬菜水果產量豐富，很少有維生素C的缺乏。

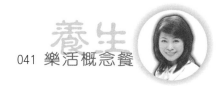

類別	來源
維生素A	魚肝油、肝臟、蛋、深綠色及深黃色的蔬果，如：胡蘿蔔、菠菜、蕃茄、紅心蕃薯、木瓜、芒果等。
維生素D	有：魚肝油、肝臟、蛋黃，添加維生素D的牛奶。太陽照射可將皮膚內的脫氫膽固醇轉變成活化型的維生素D3，為人體直接利用。含維生素E豐富的食物有：植物油、深綠色蔬菜、小麥胚芽、胚芽油、肝、肉類、豆類、核果類。
維生素K	包括綠色蔬菜、肝臟、肉類。
維生素B1	全穀類的胚芽米、糙米、全麥，以及瘦豬肉、肝臟、豆類、核果類及酵母粉。

類別	來源
維生素B2	牛奶、乳酪、肉類、內臟類、全穀類、綠色蔬菜及酵母粉。含維生素B6的食物有：肉類、肝、豆莢類、全穀類、深色葉菜類。
維生素B12	多數都來自於動物性食物，如：肉類、魚類、家禽類、海產類、牛奶、乳酪、蛋等。植物性食物則大多不含維生素B12，所以吃全素的人容易缺乏維生素B12，吃素者最好選擇蛋奶素，可以攝食蛋類。
維生素C	蕃石榴、枸櫞酸類水果，如桔子、柳丁、檸檬。綠色蔬菜如：菠菜、芥菜、青椒等都含有豐富的維生素C。

礦物質　Mineral

　　人體內所需要的礦物質有二十餘種，其中鈣、磷、鈉、鉀、鎂、硫、氯等在人體中含量較多，需要量也較大，又稱為「巨量元素」。

　　存在體內量小，需要量也較小的，稱為「微量元素」，分別有：鐵、銅、碘、錳、鋅、鈷、鉬、氟、鋁、鉻、硒等。

　　各種礦物質在身體中都有其存在的必要，缺一不可，但由於所需要的量並不多，且礦物質多半廣泛存在於食物中，較不會產生缺乏現象。根據調查結果顯示，鈣和鐵是國人較容易發生缺乏的礦物質。

　　含鈣豐富的食物有：奶類及奶製品、帶骨的小魚、魚乾、豆類及豆製品，深色蔬菜等。牛奶含鈣豐富，1杯牛奶中的鈣質，即可提供鈣質建議量的一半。含鐵豐富的食物有：肝

臟、紅色肉類、魚類、蛋黃、豆類、及綠葉蔬菜等。含有維生素C的食物可幫助鐵的吸收。

■鈣

　　骨骼生長需要鈣與磷的結晶沉積，使骨骼有彈性、堅固、具支撐性，鈣也是牙齒的成份。在血液凝固中，除了需要維生素K外，還需要鈣才能促使凝血元的活化。末梢神經的感應及肌肉收縮與血中鈣的濃度有關，當鈣的濃度太低時，肌肉易痙攣，心臟跳動較快，濃度太高時心臟收縮延長，心搏減慢。當鈣質的攝取不足或吸收不良，會引起鈣的缺乏症，過多的磷也會使鈣的吸收不良。血中的鈣與骨骼中的鈣不停互換，年輕時，進入骨骼中鈣化的多於游離出來的鈣；成年後，漸漸游離出來的速率比鈣化高，所以如果年輕時攝取鈣不足，骨

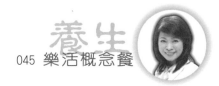

本不夠，年老時，由骨骼中游離出來的鈣又多的話，就容易造成骨質疏鬆症，骨骼變形、骨折。

■鐵

鐵在血紅素及肌紅素中負責氧及二氧化碳的輸送，在細胞色素中負責電子傳遞及能量的生成。若鐵缺乏時，會產生缺鐵性貧血，紅血球體積變小，數目減少，患者會感覺疲倦、缺乏體力，臉色蒼白，抵抗力減弱。懷孕及哺乳期婦女鐵的需求量會增加。經期婦女及長期失血者，容易造成缺鐵性貧血。

●青江菜中有大量鐵質。

合理的營養需求

　　營養的主要生理功能為供給熱能，維持體溫，滿足人的生理活動與工作的需要，例如：構成身體組織，供給人體生長、發育及更新代謝所需要的材料；或者為人體內部製造體液、激素、創造免疫抗體等條件；以及保持人體器官功能，調節代謝反應，協調身體各部分功能等工作。

　　人類攝取的營養成分與生理需要達到平衡狀態時，不僅有利於身體健康，還有利於心理健康。因為體內各種營養素供給的均衡，將使神經、內分泌等運作處於優良狀態，人會心情愉悅，精神振奮、情緒高漲，這對消除人們不良心境，緩解心理上的壓力，增添生活情趣，怡情養性均有益處，反之，則可稱為營養失調。營養失調的另一面向是營養不良，或是營

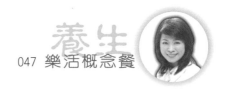

養過剩。人體營養需求與補充之間應保持相對的平衡，所攝取的各種營養成分要合理，需在均衡的基礎上進行適當的飲食搭配。

人體元素的組成與人體在不同狀況下，對各種營養的需要量是有一定比例的，只有合理的營養搭配，尤其是熱量如：蛋白質、脂肪和碳水化合物三者的比例合理適當，才能有利於人體更好的吸收與利用。

每個人的遺傳因素、身體狀況、所處的年齡階段、生活環境、營養狀態等各方面的條件均不相同。因此，營養的攝入和補充方面應區別對待。當生活和工作環境、生理條件改變時，營養素的供給應予以適當調整。

此外，為了維持身體健康，應隨四季變化，合理安排膳食，這點與中醫學觀點不謀而合。春季是冬寒轉暖的氣候，飲食應溫和平

淡。夏季氣溫高，食欲降低，消化力減弱，應少吃油膩食物，多吃清淡食物。秋季天高氣爽，人們食欲大增，要適當節制飲食量。冬季寒冷，基礎代謝高，人體維持體溫所用的熱量增加，可多吃脂肪類食品。冬季蔬菜少，需注意補充維生素。

　　總之，營養維持生命，生命在於運動。人

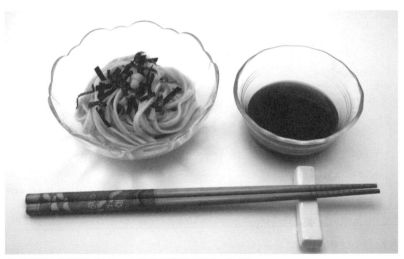

●清淡且均衡的飲食，是保持健康的不二法門。

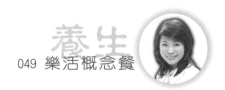

們對營養與運動的認識，就是人類健康不斷增進的過程，也是人類壽命不斷延長的方式。

人體需要的是「合理而平衡」的營養，因此科學營養的知識掌握不可少，可以參考衛生署延請學者專家，依據國內的營養研究及調查報告、世界糧農組織、美國、日本等各國的標準，經多次討論而制定的每日營養素建議攝取量。（註一）

每日營養素建議攝取量（RDNA）是按照不同的年齡、性別、生理情況（如：懷孕和哺乳），列出了理想的體重、身高、熱量和蛋白質的需求，同時列出了10種維生素A、D、E、B1、B2、菸鹼素、B6、B12、葉酸、C，以及4種礦物質鈣、磷、鐵、碘的每日建議攝取量。另外也提出2種微量元素鋅、硒的安全及適宜攝取量。

由於數據來源及參考的計算方式不同，明確分為建議量或足夠攝取量，與上限攝取量，對於有足夠科學數據支持的營養素訂出上限攝取量，因此亦可稱之為「國人膳食營養素參考攝取量」

■註一：讀者可至「食品資訊網」
http://food.doh.gov.tw/chinese/libary/libary2_2_1.htm中來參閱所有的國人膳食營養素參考攝取量表格。

每人每日熱量計算法則

　　為了能使身體約十億個細胞運作，我們每天要吃東西，吃入的食物經過消化吸收，進入細胞，進行能量代謝。

　　身體每天所需要的總熱量，是由三項熱量

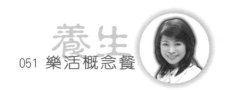

的支出總和所構成。第一是用來維持生命所需的最低熱量需求，稱為「基礎代謝率」。二是用來進行各種活動所需支出的熱量，稱為「活動量」。第三則是每天用在攝取、消化、吸收食物中營養素所需消耗的熱量，稱為「攝食生熱效應」。這部分的熱量支出大約占每天總熱量的6％～10％。

● **基 礎 代 謝 率** Basic Metabolic Rate, BMR

基礎代謝率（BMR）是指維持生命所必需的最低能量，主要提供呼吸、心跳、血液循環、腺體分泌、腎臟過濾排泄作用、肌肉緊張度、維持體溫、神經傳導、細胞的基礎功能等能量，約為內臟器官以及休息狀態肌肉所消耗的總能量。

BMR可以代表人體細胞的代謝能力，細胞

的生理功能不同，代謝能力也不同。一般而言，脂肪組織和骨骼組織的代謝作用較少，因此BMR與瘦肉組織成正比關係。

　　基礎代謝量會受多種因素的影響，包括：年齡、性別、身體組成、荷爾蒙的狀態……，男性瘦肉組織比女性多，BMR較高。

　　隨著年齡增長，瘦肉組織量減少，脂肪組織增多，BMR也逐漸降低。懷孕與快速成長期BMR升高，禁食或營養不良則使BMR降低。

● 活動量 Activity

　　此為從事各種活動所需的熱量，取決於體型、活動的方式與時間長短。體型大者，從事各種活動所需的能量較多。活動時間越長，消耗的能量越多。

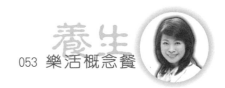

● **攝食生熱效應** Diet-Induced Thermogenesis, DIT

進食後，提供體內代謝加快、消化食物、吸收、運送、儲存、代謝利用營養素時所需的能量。

● **身體質量指數** Body Mass Index, BMI

怎樣的體重才叫做標準呢？目前營養學界是利用計算身體質量指數（BMI）來判定體重是否標準。

根據行政院衛生署所公布的最新資料，臺

身體質量指數（BMI）計算式

身體質量指數 BMI	=	體重 公斤	÷	身高^2 公尺

體重55公斤、身高160公分，他的身體質量指數為多少呢？

21.4 BMI	=	55公斤	÷	1.6^2公尺

灣地區以 BMI 為判定體重的定義如下：

身體質量指數標準表		
BMI	<18.5：	體重過輕
18.5	≦BMI<24：	正常範圍
24	≦BMI<27：	過重
27	≦BMI<30：	輕度肥胖
30	≦BMI<35：	中度肥胖
BMI	≧35：	重度肥胖

　　BMI超過24的人（即體重過重的人）就需要特別注意熱量的攝取，而超過27的人就已經是屬於肥胖範圍了。

　　根據流行病學的研究顯示，肥胖不僅不利於個人健康的維持，而且容易罹患糖尿病、高血壓、冠心病及癌症等慢性疾病，特別是糖尿病及冠心病。

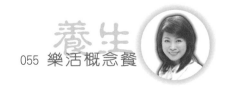

　　依據國外的研究顯示，BMI介於27～29的人得糖尿病的危險性較BMI介於22～23的人高約14.8倍；BMI介於29～31的人則更高達了26.6倍；BMI介於27～29的人得冠心病的危險性也較BMI＜19的人高約2.1倍。這些慢性疾病的發生，會嚴重影響中老年時的生活品質，也會顯著增加中老年人的死亡率。

　　然而BMI值並非愈低愈好，也有研究顯示BMI＜18.5的人，其疾病感染率較高，免疫力較低。因此過度的追求瘦身，對於健康並無益處，保持適當的BMI值，才能夠活得健康，活得長壽。

　　依據身體質量指數（BMI），得到個人的理想體重後，再根據每個人的工作量，分為輕度、中度、重度工作者，可以得知每日應攝取的總熱量。

每日應攝取總熱量標準表

工作類型	計算式
輕度工作者 大部份時間坐著的工作	標準體重×25
中度工作者 工作需經常走動但不粗重	標準體重×30
重度工作者 工作需經常走動且粗重	標準體重×35

每日應攝取總熱量計算式

身高160公分的辦公室工作者

其標準體重介於45.6公斤到55.8公斤之間

每日應攝取之總熱量約為：

1140大卡 45.6公斤×25	至	1395大卡 55.8公斤×25

Part 3

回歸
天然調味品

近來歐美國家與有機飲食者，都已經改用天然
調味品來增加食物的風味。科學研究報告指
出，人工添加劑會直接傷害細胞、影響到組織
器官的運作。選擇優質有功效的天然調味品，
會讓你身體更加健康活力。

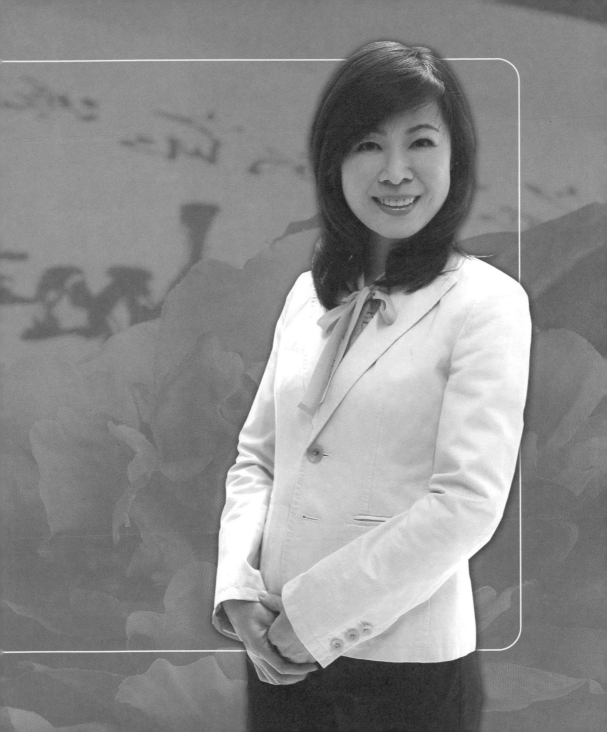

天然調味品的好處

　　調味品的功能是增加食物的風味，但現在市面上有很多調味品，如：調味醬油、辣醬、味素、甜麵醬、沙茶醬……等，都是經過加工過程配製的。有些為了保存時間長久，添加了很多的人工添加劑。

　　許多科學研究報告指出，人工添加劑會直接傷害細胞，嚴重者會

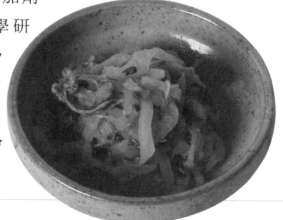

影響到組織器官的運作。所以近來歐美國家與有機飲食者，都已經慢慢的改用天然調味品來增加食物的風味。目前市面有很多天然調味品，具有天然保健的功能，建議大眾多多使用。

常用天然調味品之功效

市面上有非常多種天然調味品，以下介紹幾種比較常見的給讀者認識。分別有蔥、薑、蒜、洋蔥、有機天然釀造醬油、味噌、海鹽、岩鹽、九層塔、迷迭香、茴香、薑黃、肉桂、八角、花椒、胡椒、番紅花……等，功效分別如下：

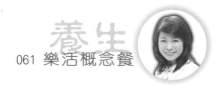

薑　Ginger

別名：姜黃、黃薑、毛薑黃、寶鼎香、黃絲郁金。屬多年生草本，高約1公尺。根狀莖粗短，圓柱狀，分枝塊狀，叢聚呈指狀或蛹狀，芳香，斷面鮮黃色；根粗壯，從根狀莖生出，其末端膨大形成紡錘形的塊根。

性味屬辛、苦，溫。主歸肝、脾經。破血，行氣，止痛。主治胸脅刺痛，肩臂痹痛，月經不順，突然停止月經，跌打損傷，腹部腫塊，跌打腫痛。《本草綱目》記載：薑辛而不葷，去邪避惡，生啖，熟食，醋、醬、糟、鹽和蜜煎調和，無不宜之，可蔬可和，可果可藥，其利博矣。

薑的功能性成分為薑醇類，具有抗發炎的功效。如骨關節炎也稱為退化性關節炎，是人體骨頭關節經歷長年使用與磨損，軟骨產生退

化的結果，可以說是老化的自然現象，主要發生在老年人和少數中年人。容易磨損的關節都是承載重量的部位，例如脊椎、臀骨、膝蓋等。除了老化因素之外，運動傷害、長時間連續過度使用關節、先天性關節結構異常、關節炎病史等，也可能造成骨關節炎。骨關節炎會使關節劇烈疼痛，造成行動不便，喪失敏捷俐落。而且骨關節炎會落入惡性循環，患者會避免使用疼痛的關節，關節的運動愈少血液循環愈差，營養供應不足就更退化。

美國的臨床研究指出，薑萃取物可以抗發炎並減輕關節疼痛，甚至減少止痛藥的服用。研究使用的劑量，生薑是每天3公克，服

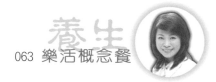

用3個月到兩年。由於薑的味道強烈刺激，有時會引發腸胃的不適，不過並不會造成傷害。

科學家觀察到，服用非固醇類消炎藥者，某些癌症的罹患率較低，因此注意到發炎與癌症可能有相關的機制，動物實驗可見薑醇類具有抑制腫瘤轉移的效應。薑的有效成分比抗發炎藥物複雜，但是沒有藥物的副作用。美國對各種植物性食材抗氧化效力評估研究中發現，11種根莖類食材中，生薑的抗氧化效力排名第一，是馬鈴薯或甘藷的十倍以上。

不僅如此，生薑的抗氧化效力比多數的蔬果都高，常見的深紅或深綠色蔬菜，柑橘、檸檬、葡萄等高維生素C水果，抗氧化效力都比生薑略遜一籌，只有石榴與漿果類水果超過生薑的效力。抗氧化成分有助於消除血脂的氧化傷害，澳洲學者研究指出，薑所含的薑醇類成

分，可以抑制血小板的凝集，這些作用都是對抗心血管疾病的利器。

薑自古以來就有止嘔的功用。根據婦產科的經驗，約有百分之一的孕婦因為嚴重害喜而必須住院，約三分之一的孕婦會因害喜而使日常生活失序。雖然有一些藥物可以緩和害喜症狀，但是孕婦通常顧慮胎兒的健康，並不尋求藥物治療。歐美臨床研究證實，薑對減少孕婦害喜的症狀和次數有幫助，也可以緩和暈船嘔吐，以及化療引發的噁心嘔吐。將研究中用的薑磨粉製成膠囊，孕婦的用量是250毫克膠囊每天4錠，服用4天就可見效。

薑的使用經驗歷史悠久，多數典籍的記載都沒有毒性，對孕婦也無妨礙，因此，對害喜之苦的女性而言，薑是一種溫和有效的抗嘔食品。

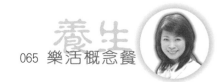

蒜　Garlic

　　大蒜為多年生蔥科草本植物。大蒜屬淺根性作物，無主根，發根部位在短縮莖周圍，外側較多，內側較少；莖為不規則的盤狀短縮莖，節間極短；葉扁平、互生有下垂及直立性，有黑葉及白葉之別；鱗莖扁球狀，由許多外被薄膜的蒜瓣形成，蒜瓣由短縮莖上之側芽發育而成，蒜瓣繞著蒜苔排列，蒜苔有硬骨及軟骨之別，鱗莖外薄膜有白或紅。

　　古代的埃及人，讓在酷熱沙漠建造金字塔的奴隸食用大蒜，以便保健強身。印度人則用大蒜治療感冒、排尿困難、羊癲瘋、氣喘、食慾不振、胃潰瘍、風溼痛、脾臟肥大、胃腸障礙、痔瘡、神經疲勞。聖經、猶太律典、希波克拉底（希臘名醫）及浦林尼（羅馬學者）都曾經提及大蒜可用於治療寄生蟲、解決呼吸疾

病及消化不良的問題。中國明朝李時珍《本草綱目》則提到大蒜可促進消化，溫熱腸胃，使胃的情況好轉。此外，由於有消腫利尿之效，故對腎臟病有效。1858年巴斯德發現大蒜具有殺菌的功效。二次世界大戰期間，抗生素尚未普及，戰場上大多利用大蒜來消毒傷口並預防皮膚壞死，當時蘇俄軍隊極度依賴大蒜的功效，使它贏得「蘇俄盤尼西林」的美稱。五十年代史懷哲醫生在非州擔任傳教士期間，利用大蒜來治療霍亂、斑疹傷寒和阿米巴痢疾。

　　大蒜中含有多種生理活性成分，以各種硫化合物為主，大蒜特殊的氣味由此而來。其中最重要的是大蒜素與增精素，它們具有殺菌的效果，古時即有將蒜液塗抹在傷口消毒的治療方法。大蒜素與維生素B1結合可以增進腸道蠕動，幫助排便，防止便祕。也能減少維生素B1

 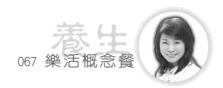

的損耗，增進維生素B1的吸收與利用，促進能量的正常代謝，減少疲勞。

這些含硫化合物還具有強烈的氧化還原作用，一般認為可以抑制脂肪過氧化，減少自由基的產生，並有效降低壞的膽固醇量，提高好的膽固醇，有助於預防心血管疾病與高血壓，並能促進新陳代謝，改善血液循環。由於大蒜能增強精力並改善血液循

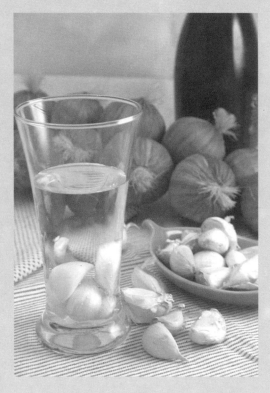

環，因此被認為可以助陽補腎。

　　大蒜防癌的效果經常廣被討論。研究顯示，大蒜能夠抑制癌細胞的分裂增殖與生長。大蒜的含硫硒有機化合物有利於抗癌，並富含抗氧化物質，形成抗氧化晦成份的營養素（如：硒）。大蒜並有抑制亞硝酸鹽轉變成亞硝酸胺的效果，亞硝酸鹽是香腸臘肉等加工肉品，經常採用的食物添加物，它們容易在胃中轉變成致癌物質亞硝酸胺，大蒜可以阻斷這條路徑。因此吃香腸配大蒜，就口感或健康的角度來看，都是內行人的作為。

　　大蒜雖好，卻不宜多吃，吃多了反而會刺激腸胃，甚至造成潰瘍或溶血性貧血。每天吃生蒜以一瓣（5克）左右為宜，熟蒜也以兩至三瓣（10〜15克）以內為佳。涼拌或製作醬料時，利用大蒜是最自然的作法。大蒜要咬

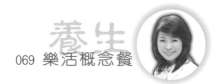

碎，有用的大蒜素才會產生。要減少吃大蒜所產生的口臭，一是與蛋白質豐富的食物一起吃，二是飯後立即刷牙漱口，喝些牛奶、咖啡、茶或吃些水果也都有一定的效果。

對於不喜歡大蒜氣味的人，可以考慮蒜頭精等大蒜加工食品，吃蒜苗及蒜葉也是不錯的選擇。大蒜在抗菌、增進活力、抗氧化、降血脂、防癌等保健效果上可以提供一定的角色。但不要因此攝取過量，以免傷及腸胃，如此才能充分發揮它的好處。

蔥　Allium

蔥含有很多維他命C、維他命B、胡蘿蔔素、鈣、必須氨基酸及纖維，綠葉較多的蔥較營養。蔥綠內側的黏液中主要含多醣體及纖維

素，多醣體會與體內不正常細胞（癌細胞也屬於不正常細胞之一）凝集，達到抑制效果，可提昇免疫力。

生蔥、洋蔥、青蒜等蔥類食物，其特殊氣味主要來自有機硫化物（硫化丙烯）成分，這些硫化物不僅提供氣味，也促使體內酵素活性增加，排除致癌物質，相對減少身體罹患癌症的機率。

人體腸道中存在一些特殊細菌，會將食物中的硝酸鹽轉為亞硝酸鹽，而亞硝酸鹽很容易在胃部的酸性環境下，與蛋白質形成致癌物質亞硝胺，特別容易引發胃癌。蔥類食物中的含硫化合物，可抑制腸

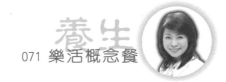

胃道細菌，將硝酸鹽轉變為亞硝酸鹽，進而阻斷了後續的致癌過程。如果吃完燒烤或加工食品，鼓勵大家吃些蔥以降低致癌的可能性。

營養成分分析中雖然發現蔥白所含的營養素較少，但傳統醫學裡指蔥白可以發汗解表，這是因為蔥富含蘋果酸、磷酸糖等，能興奮神經系統、刺激血液循環、促進發汗作用，也可增強消化液分泌、增加食慾。

鹽　Salt

食鹽主要的成分為氯化鈉，是維持身體細胞滲透壓的主要因子。若長期攝食無鹽飲食、身體會產生嘔吐、腹瀉、大量出汗；若喝水過多、使用利尿劑等引起身體缺乏鹽時，會導致疲乏、倦怠、眩暈、厭食、噁心、嘔吐、視力

模糊等現象，應立即補充鹽分。

《本草綱目》記載：「五味之中，唯此不可缺。」但是攝取過多鹽份，則易導致水腫、讓血漿蛋白低的腎炎患者產生水鈉滯留等問題。正常人平均每天約需攝取230毫克鈉，折合食鹽量約為560毫克。

味噌　Miso

傳統的日本飲食中，各種黃豆製品佔了重要位置，像豆腐、豆皮、納豆、味噌等，都是經常出現在日本人的家常飲食。日本婦女的乳癌罹患率在世界上是出了名的低，也和她

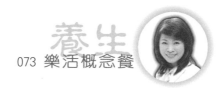

們平常大量攝食各種豆製品有關。黃豆和黃豆製品除了蛋白質外，還含有植物性脂肪、鈣、鉀、鐵等礦物質，及維他命B、食物纖維等豐富的營養成分。

　　大豆中含有與女性賀爾蒙有相同功效的異黃酮素、促進脂肪代謝的天然植物皂素和防止老年癡呆的卵磷脂素，證明大豆不只是有營養，更是維持健康的重要推手。

　　豆類中的「植物性雌激素─異黃酮素」被證實能與抑制體內的雌激素接近、刺激細胞，進而防止生成惡性腫瘤，有助於減少乳癌、子宮內膜癌等風險。

　　日本國家癌症研究中心研究指出，每天喝3碗以上味噌湯的女性，得乳癌的機率比每天只喝1碗的女性減少40％；而每天喝2碗的女性患癌機率也少了26％。更早之前，歐美及新加坡

各地所做黃豆製品預防乳癌的研究，也得到類似結果。

　　日本研究發現，味噌可以預防胃癌。那些每天喝一碗味噌湯的人，罹患胃癌的機率只有不喝味噌湯的人的三分之一。另一個日本癌症預防研究所的研究則指出，喝味噌湯可以降低胃癌的死亡率。但是，味噌製作過程中會加入大量鹽，鈉含量偏高，所以宜限量食用，尤其限鈉的高血壓患者及腎功能不良的人，最好少吃。現在市售味噌產品許多強調低鹽配方，可以提供不同選擇。

洋蔥　Onion

　　在食物的營養成份表中，洋蔥的營養素含量並不算高，它之所以有保健效果，是因為含

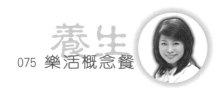

有一些生理活性物質。

　　和大蒜一樣，洋蔥主要的生理活性物質是大蒜素等含硫化合物（因此洋蔥和大蒜皆有很重的氣味），與硒等抗氧化物質，洋蔥因此也被認為能夠殺菌，而且有利於增強免疫力、抗癌、降血脂及促進腸胃蠕動。

　　食用時有以下幾點需要注意：

■洋蔥具有提升好膽固醇的療效，不過洋蔥煮得愈熟，愈不具效果。

■洋蔥裡所含的化合物也能阻止血小板凝結，並加速血液凝塊溶解。當你享用高脂肪食物時，最好能搭配些許洋蔥，將有助於抵銷高脂肪食物引起

的血液凝塊，所以牛排與洋蔥的搭配，是很有道理的。

■洋蔥含有抗癌的化學物質，據研究人員在中國山東省一個胃癌罹患率很高的地方調查發現，當洋蔥吃得愈多，得胃癌的機率就愈低。

■洋蔥有助於糖尿病人控制血糖，很久以前洋蔥就被用來治療糖尿病，現代醫學也證明洋蔥確實能夠降血糖，不論生食或熟食，同樣有效果。洋蔥裡有一種抗糖尿病的化合物，類似常用的口服降血糖劑甲磺丁胺，具有刺激胰島素合成及釋放的作用。洋蔥並且含有至少三種抗發炎的天然化學物質，可以治療氣喘。

■洋蔥可以抑制組織胺的活動，而組織胺正是一種會引起氣喘過敏症狀的化學物質；據德

國的研究，洋蔥可以使氣喘的發作機率降低一半左右。洋蔥中也含有豐富的果寡糖，有助於調節腸道菌叢生態。

■ 洋蔥是最能夠防止骨質流失的一種蔬菜。洋蔥預防骨質流失的效果，甚至比骨質酥鬆症治療藥品「calcitonin」還要好。

研究人員讓雄性大白鼠每天吃一公克乾洋蔥，連續四週後，公白鼠的骨質平均增加了13.5～18％。另一組實驗則發現，讓大白鼠食用含有洋蔥的混合蔬菜，也能夠減少骨質流失問題。第三組實驗則是讓摘除卵巢的雌性大白鼠每天吃1.5公克的洋蔥，結果骨質流失的速率減少了25％。

值得注意的是，洋蔥的保健功效在短短12小時內就看得到了。研究人員認為，洋蔥的效果可能來自於「預防骨質流失」，因此想要

利用洋蔥保健的人，每天可能要吃上200～300公克（10盎司）的洋蔥，才能夠預防骨質酥鬆症。

九層塔　Basil

九層塔雖然只是膳食的「配角」，但卻有畫龍點睛之效。義式、泰式、越式及中式客家料理，都缺它不可，另外傳統醫學也常利用九層塔製作藥茶、藥浴及敷料。

九層塔富含維生素A、C，鈣質及芳香精油。別名為羅勒、香菜、蘭香、腎子草。味辛甘、性溫，入肺、脾、胃、大腸經，有疏風散寒、行氣活血、化濕和中、解毒消腫的功效，主治風寒性感冒（畏寒、痰少而稀、舌苔薄白等）、消化不良、食欲不振、腹脹腹瀉、月經不

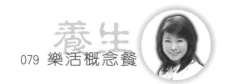

調等，並可改善婦女產後腰痛及幫助兒童發育。但氣虛血燥體質者（易喘、出汗、疲倦無力）不宜多吃。

有人擔心，九層塔中的黃樟素是否可能會致癌？黃樟素是一種自然界的精油，在黃樟木、九層塔及荖花中都有，常用於化妝品、香水及食品添加物。

衛生署明文規定，可樂、沙士等飲料中的黃樟素含量必須低於1ppm，而九層塔中的黃樟素含量也並不高，因此在一般食用頻率的情況下，不必有這層顧慮；反倒是一粒檳榔中所包的荖花，約有5000ppm的黃樟素，相當於五公升可樂的量，才值得重視。

食用時須注意九層塔枝葉所含的芳香精油，風味獨特，做調味菜以新鮮為佳，加水煮得大爛，芳香精油極易揮散，因此在烹調時，

最好在食物起鍋後，再適量調配，熱湯一燙即
可食用。煎蛋時加入九層塔，可治胃病、風濕
症或老年人的腰酸背痛。根和莖部則對婦女疾
病有功效。一般食用均具益氣、行血等養生的
功能。

　　九層塔還有抗炎的藥效，機轉在抑制花生

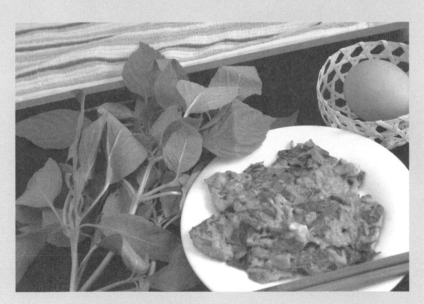

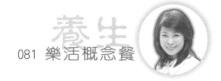

四烯酸的代謝。九層塔製做成15％的水溶液，能驅除埃及伊蚊，讓這一個族群的幼虫沒法成長，從而達到預防登革熱，遏止登革熱的流行兩大目標。

迷迭香　Rosemary

迷迭香整株帶有淡雅清涼的薄荷香氣、香味強烈、略帶一些苦味及甜味。若放在室內有效使空氣清香的效果，放入衣櫥則可驅除臭味；若運用在食材方面可增加食物的美味、殺菌及保存食物的功能，並可增強活力、提神，增強記憶力。對消化、呼吸道

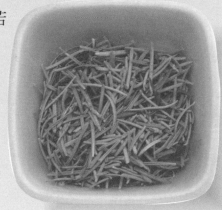

也有助益，可降低膽固醇。減少皺紋的產生，
具去斑的功效。

　　肉桂取自於肉桂樹的樹
皮，是經由捲成條狀乾燥後所製
成的，愈接近樹幹中心的樹皮所製成
的肉桂品質愈上等。肉桂的外形有粉狀、片狀2
種，片狀的肉桂可直接用來燉煮湯及菜餚，可
去除肉類的腥味，或是當作咖啡的攪拌棒；而
肉桂粉多使用在甜點上，是作蘋果派時不可缺
少的必備香料。另外還有將肉桂粉加白砂糖的
肉桂糖粉，常使用在甜甜圈或撒在冰淇淋等甜
食上。食用具溫補脾腎、散寒止咳及活血止痛
等功效。可增強消化功能、解除胃痙攣及促進

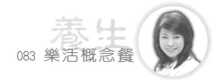

血液循環。具有溫中補陽，散寒止痛的功效。

八角　Star anise

　　我們滷肉時都喜歡添加八角來提味，八角為木蘭科植物，除了作為香料外，還具抗炎鎮痛的功效；感冒發燒時，八角也是很好的天然抗發炎劑。

花椒　Sichuan Pepper

　　花椒屬於芸香料灌木或小喬木植物，有刺。奇數羽狀複葉，邊緣有圓齒和透明腺點。夏季開花，花小型，傘房花序或短圓錐花序。果實呈紅色，種子黑色。果實就是花椒，含揮發油，性熱，味辛香。中醫上具有散寒濕，溫

脾胃，止痛，消痰，止吐止瀉，驅蟲，健胃整腸等功效。

胡椒　Pepper

胡椒為多年生攀延性植物，生長地區自海平面到海拔1500英呎的熱帶地區，如印尼、印度、巴西、馬來西亞、錫蘭、泰國、新加坡等地，胡椒果顏色有黑、白、青及紅色，常用為黑及白胡椒，黑胡椒味較辣，有刺激性香氣濃郁，精油含量高，常應用於烹調上，具有美味醒胃效果；白胡椒以藥用價值為主，功能可利尿、減輕胃脹氣，反胃吐食，減輕下痢，腹痛等症狀。就料理來講，胡椒的用途相當廣泛，舉凡海鮮類、肉類、蔬菜等皆適用。此外，煮湯調味、醃漬入味等都很適合。

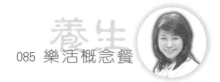

Part 4

四季養生
之概念餐

四季飲食養生原則是根據經驗所得；例如春季飲食應該忌辛辣和易促進循環之食物等。古時中醫學上的飲食哲學是注重食物的來源，並以因應時節及當地產物為主。照著Dr. Maggie四季概念餐的方向做，將會讓你吃的豐富又有養生效果。

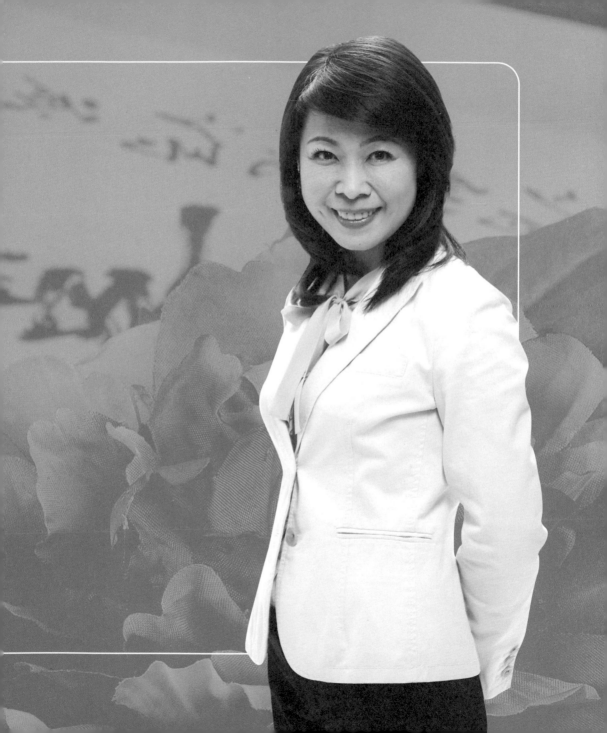

四季飲食養生原則

　　四季飲食養生原則是根據經驗所得；大致上來說，春季飲食應該忌辛辣和易促進循環之食物。夏季消化功能減弱，飲食應忌生冷、油膩之食物。秋季氣候由熱轉涼，此時應忌食或少食太燥熱和太補的食物。冬季氣候乾燥寒冷，在「數量級俗頤生錄・冬時消息第六」中提到冬季飲食應「切忌食熱肉酒面灸煿之物，多食令人血脈不行。」這是由於食物與外界影響對人體有不同的衝擊；食物消化後，會成為自身的一部份，但外界影響卻持續地存在。基

本上，古時中醫學上的飲食哲學是注重食物的來源，並以因應時節及當地產物為主。現今西式飲食不健康的主要原因，來自大多數並非天然的，而是加工食物。天然、當地產物及無化學成份食品是食物最重要選擇原則。

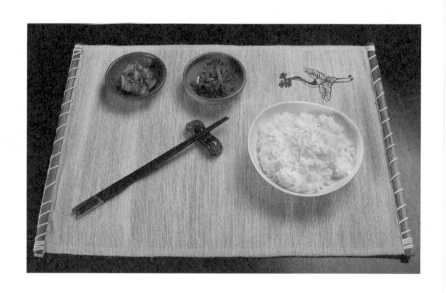

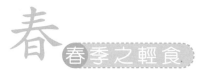

春季之輕食

春季養生之道突出一個「生」字。春天是萬物生長，陽氣初生的時節。中醫學上認為，為適應春季陽氣越來越多的特點，養生方面應該以扶助陽氣為主，如此必可增強抵抗力以抵禦以風邪為主的外邪入侵。所以在飲食上可適當地進食溫補陽氣的食品，減少生冷黏滑食物。根據中醫學上五行理論，肝臟與春天相適應，而酸味食物入肝，若多食會使偏亢的肝氣更旺，並繼而影響脾胃的運化功能。所以食物性味應少酸並增加甜食的攝取，以補助脾胃；適合的食物有：麥、棗、山藥、豆芽、豆腐、花生、蔥、香菜、芹菜、萵苣、菠菜或芥菜等。

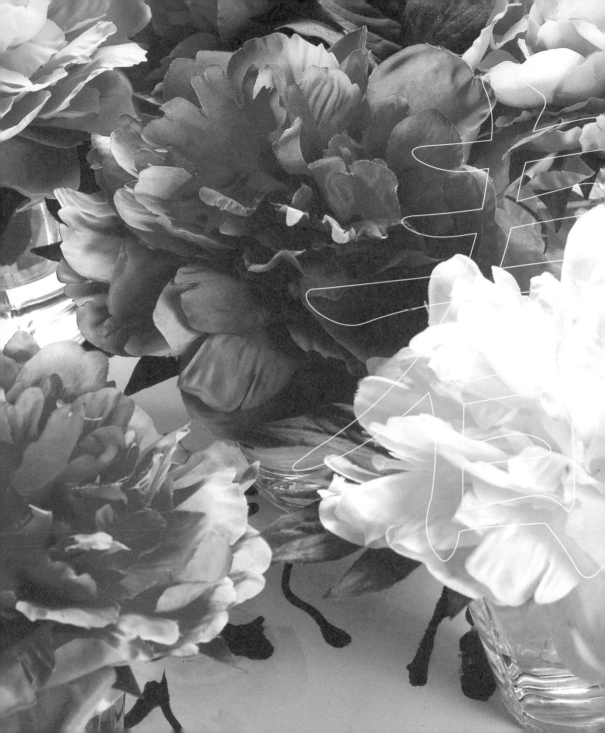

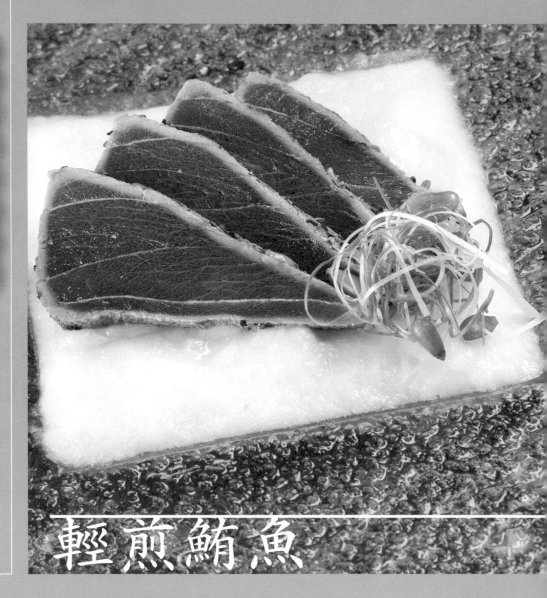

輕煎鮪魚

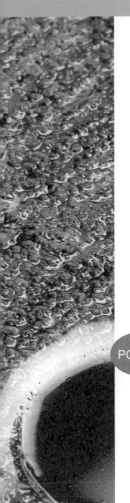

鮪魚

除了含豐富的蛋白質外，亦含大量ω−3脂肪酸，能降低壞的膽固醇（LDL）和提高好的膽固醇（HDL），預防心血管疾病的功效。

山藥泥

為上品藥材，其性平、涼潤、味甘無毒、能健脾胃、補肺腎、收澀固精。

蔥末

蔥類食物中的含硫化合物，可抑制腸胃道細菌將硝酸鹽轉變為亞硝酸鹽，進而阻斷了後續的致癌過程。並含大量維生素C，能提供抗氧化效果。

醬油

為鹹性食物具有促進排便與降低酸痛之功效，但含鹽量高不宜多食。

POINT!

> 鮪魚含有豐富且利用價值高的蛋白質，因此可以在春天的時候給我們補充足夠的營養份，而且山藥、蔥花可以增加脾胃的功能。加上使用小火輕煎的烹調方式可以適當的鎖住鮪魚中的甜份，吃起來的口感也很細緻柔軟，非常適合男女老幼在春天食用。

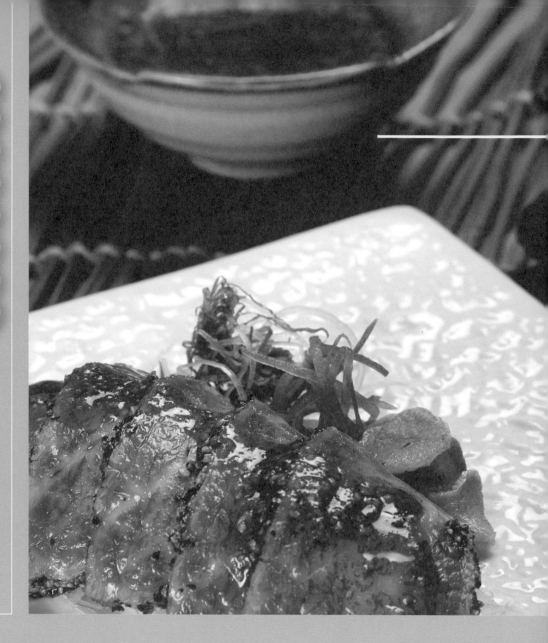

輕煎牛肉

牛肉
牛肉含蛋白質、脂肪以及多種維生素，具有健脾益腎、補氣養血、強筋健骨的功能。

洋蔥
具有促進血液循環及增加食慾之功效，經醫學研究發現，可提升好的膽固醇、減少血液凝塊。

醋
興奮大腦神經中樞，促進消化、增強解毒功能、抗氧化、延緩衰老、抑菌殺菌、對人體代謝的影響，包括消除疲勞、預防泌尿結石、促進鈣的吸收等。

醬油
為鹹性食物，具有促進排便與降低酸痛之功效，但含鹽量高，不宜多食。

POINT!

牛肉與鮪魚一樣都含有質優且豐富的蛋白質，但與洋蔥一起烹調對於血脂較高的人可以預防心血管的疾病，配合一些醋的使用還可以使肝臟功能變的較好。

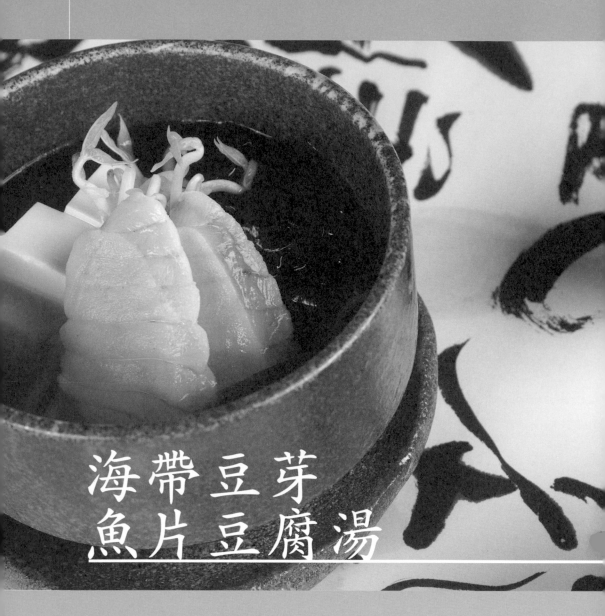

海帶豆芽
魚片豆腐湯

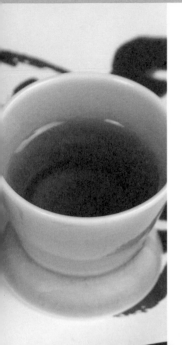

海帶

海帶中的碘可促進血液中三酸甘油脂的代謝。膳食纖維以水溶性纖維為主，可降低血膽固醇。利用海帶的甘味，減少烹調過程中鹽的使用，促進有害物質、炎症滲出物的排除。

豆芽

綠豆芽有清熱解毒、利尿除濕的作用。適於飲酒過度、濕熱鬱滯、小便赤熱、便秘、目赤腫痛等症狀食用。黃豆芽具有清熱解毒、降血壓、美肌膚的作用。

魚片

具優質蛋白質，並含有豐富的 $\omega-3$ 脂肪酸，可依時節選擇。

豆腐

POINT! 有消除疲勞，恢復體力，預防高血壓，高血脂，動脈硬化，強化骨骼等功效。

本道菜味道清淡，適合春天食用。魚片、豆腐分屬於動物性與植物性蛋白質且配合海帶及豆芽，所以在烹調時使用煮湯的方式，來利用溫度提高食物的性味。此種菜式建議在春天的午餐或配合較油膩的晚餐來使用。

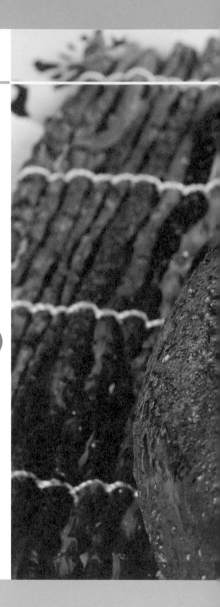

豬肝
提供優質蛋白質，並能補肝明目、補益血氣。

枸杞
含豐富的甜菜鹼、多醣類、多種胺基酸、維生素B1、B2及C等，有擴張血管、降血壓、血糖、膽固醇、促進免疫功能、促進造血、刺激生長等功效。

POINT!

豬肝屬於溫性的食物，而且含有豐富的蛋白質，在春天食用可以補助肝臟機能。

枸杞豬肝湯

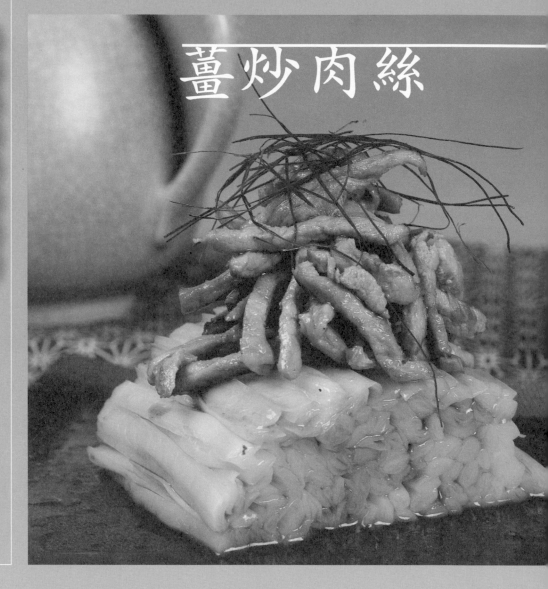

薑炒肉絲

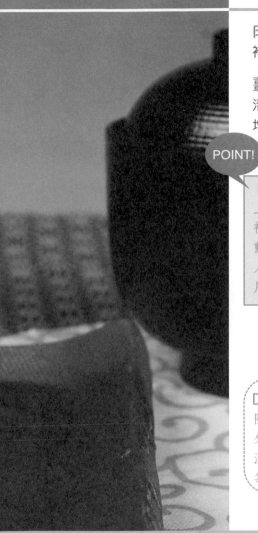

肉絲
補充足夠蛋白質。

薑
清心肺、安神、增加免疫力，並增加食物香氣，並可減少含鹽量較高的調味料。

POINT!

豬肉絲性平偏涼，味鹹。在中醫學上可以補元氣及幫助肝臟功能的修補，與薑同煮可以幫助胃腸的蠕動，減少脹氣，對於工作較累的人，可加入黨參同煮，在春天時食用則功效更顯著。

Dr. Maggie的叮嚀
除了這些菜色之外，可以另外補充深海魚油、Co-Q10等營養素。

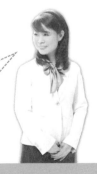

夏

夏季之輕食

夏季養生之道突出一個「長」字。夏季是一年之中陽氣最盛的季節。指的是精神、活動、及背部、上半身與內臟的運作在夏季都會較多且較興奮,氣候炎熱多雨水,使萬物生機茂盛。

中醫學上認為此時人體陽氣易向外表露,陰氣則潛伏在體內;因此身體主要表現為氣血旺盛,並且會活躍於體表,而使汗液排泄增加,身體功能活動加強,精力充沛。

夏季飲食調養是有必要的,一方面代謝增強使營養消耗增加,另外由於食慾減低及消化吸收不良,又限制了正常的攝取;所以很易引起代謝紊亂。

飲食方面除應補充足夠營養及水份外,食

物性味宜適當的減少苦味，並增加辛味的攝取，少吃熱性食物如羊肉等，以避免加重在夏季的身體亢奮。同時亦忌食過量的生冷，以溫食為宜，否則容易損害陽氣。

台灣氣候夏天多濕熱容易引起出汗，口渴，煩躁，身重疲憊，無食慾，額頭沈重等。適當地進食清淡應時之蔬果可以解渴消暑，清熱利濕，如西瓜、苦瓜、桃、草莓、蕃茄、綠豆、黃瓜、冬瓜、南瓜、薑、蓮藕、蓮子、薏苡仁、山藥為佳品。

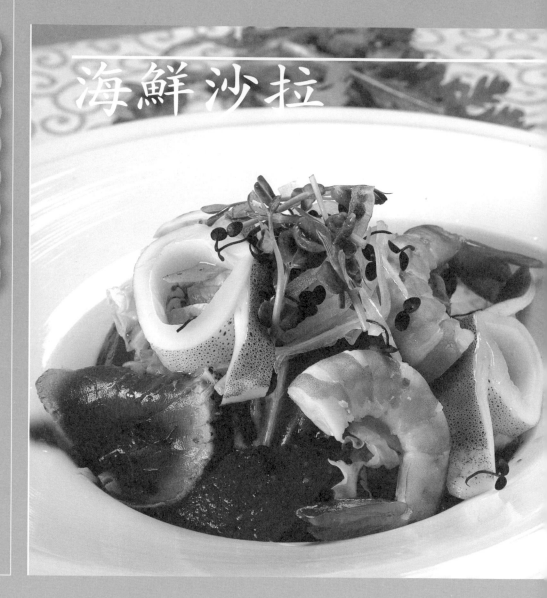

海鮮沙拉

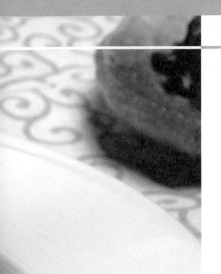

小管
補充足夠蛋白質。

蝦子
有溫腎、補養身體、助氣等功效，其中所含的蝦紅素具有抗氧化能力。

魚片
提供優質蛋白質，並含有豐富的ω－3脂肪酸，尤以紅肉魚含有較多之ω－3脂肪酸，可依時節選擇。

黃瓜
清熱利水、解毒消腫、生津止渴。

POINT!

沙拉因為屬於冷食類食物，所以很適合夏季時緩和身體過於旺盛的代謝作用，而且海鮮沙拉可以補充蛋白質，配合涼性小黃瓜可以加強身體的抗氧化能力，且具降低血脂、除濕、利尿等功能。

苦瓜

清熱消暑、養血益氣、補腎健脾、滋肝明目。

梅汁

增進食慾，改善體質，防止食物腐敗，殺菌解毒，恢復疲勞，改善腸胃功能等食療效果。

POINT!

在夏季食用梅汁苦瓜，主要功能除供給纖維質外，還可以開胃、助消化，對於緩解夏天食欲減低及消化不良的現象有很大的助益。

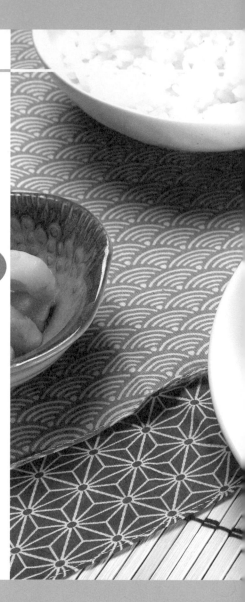

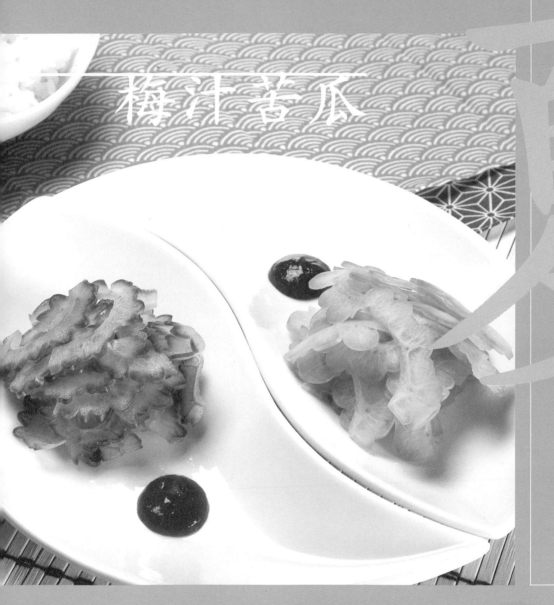

梅汁苦瓜

藍莓冬瓜蛤蜊湯

冬瓜
清熱解毒、利水消腫、益氣耐老、減肥美容。

蛤蜊
性涼，有清肝消脂的功能。

藍莓
藍莓性味甘寒，具有補肝益腎、生津潤腸、烏髮明目等功效，有生津止渴、促進消化、幫助排便等作用，適量食用能促進胃液分泌，刺激腸蠕動及解除燥熱。

POINT!

這道菜非常適合工作壓力較大或勞累的人在夏天食用。冬瓜與藍莓不僅可以幫助消除因代謝增加而產生的過多自由基，也可以幫助因吃太鹹或口味太重所引起的水腫。蛤蜊的添加可以幫助肝臟功能恢復健康，對失眠的人有改善的功效。

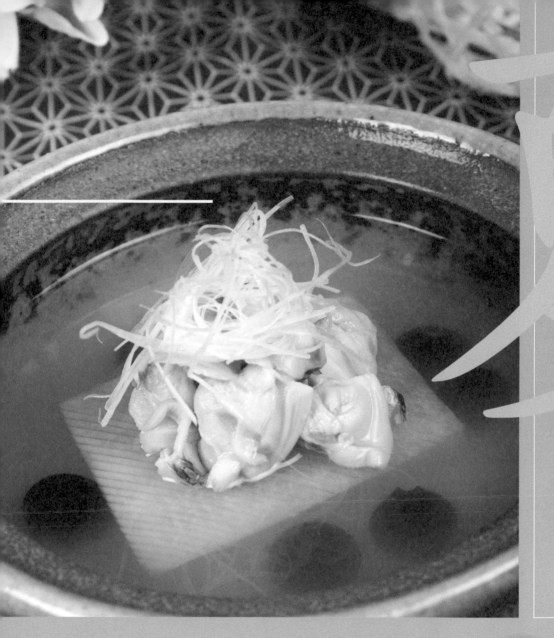

養生

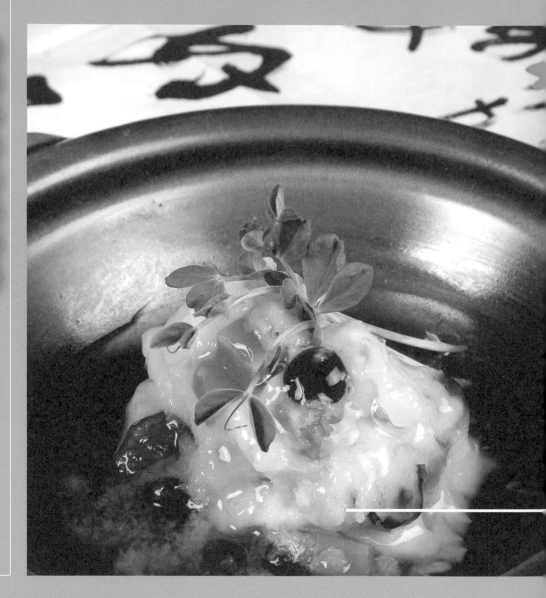

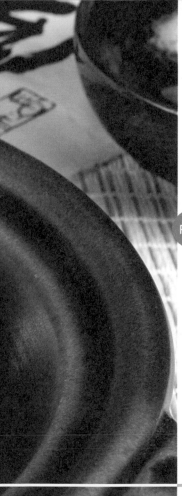

魚肉

提供優質蛋白質，並含有豐富的ω-3脂肪酸，尤以紅肉魚含有較多之ω-3脂肪酸，可依時節選擇。

白蘿蔔

質溫和，且能利尿、清熱解毒、有助消化、改善便秘，同時還能達到養顏美容的效果。

POINT!

白蘿蔔含有大量的水分，也含有很多消化酵素及纖維，因此可以加速腸胃蠕動來排除體內的廢物，體質較虛弱的人則儘量煮過後再吃。在夏天與魚肉一起烹煮，可以補充營養，又可以降低體內的發炎反應。

白蘿蔔蒸魚

蓮藕

味甘，性平，有消炎化淤，清熱解燥，止咳化痰之功效。含維他命C及豐富鐵質，有補血、助眠、清涼退火、涼血散瘀。

醋

興奮大腦神經中樞，促進消化、增強解毒功能、抗氧化、延緩衰老、抑菌殺菌、對人體代謝的影響，包括消除疲勞、預防泌尿結石、促進鈣的吸收等。

POINT!

夏天吃一點酸的食物可以幫助消化，蓮藕在夏天食用可以使火氣較大的人火氣頓消，也很適合常口乾舌燥、煩躁不寧或熬夜的人食用。

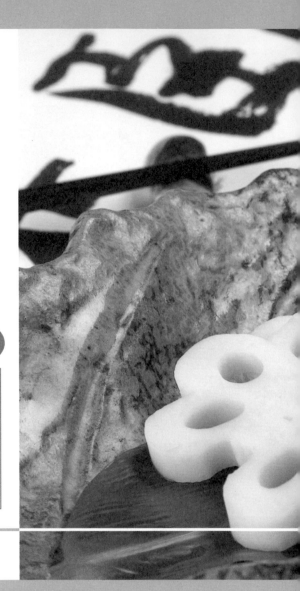

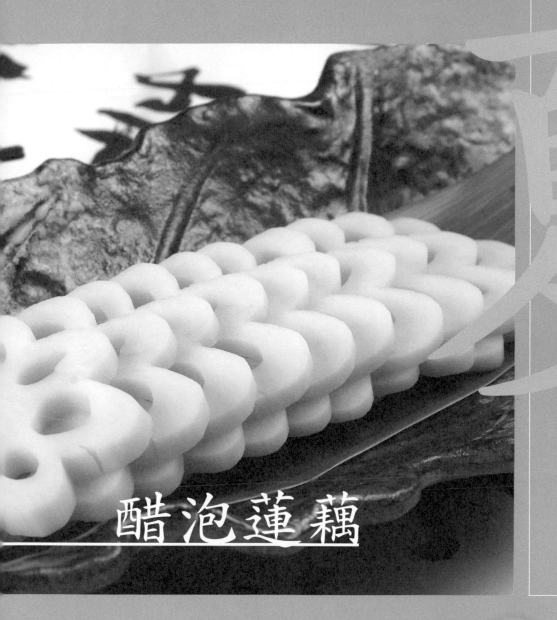

醋泡蓮藕

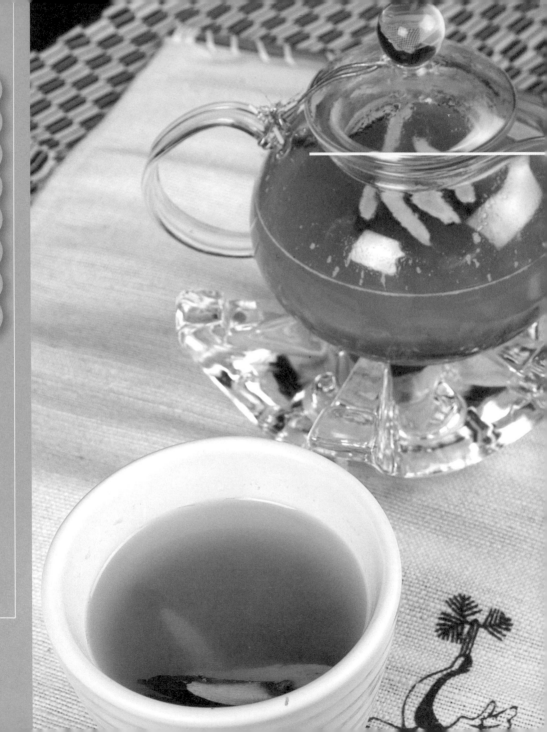

綠豆甘草湯

綠豆
清熱解毒、滋補肝臟的功效。

甘草
補脾益氣，調和藥性，清熱解毒，緩急止痛，潤肺止咳。

POINT!

綠豆性較寒，性味甘，可以消熱解暑；甘草可以緩解身體發炎發熱的現象。在夏天如果有中暑的現象或在太陽下活動過久，很適合食用此道食品。

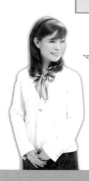

Dr. Maggie的叮嚀
可以再補充一些綠豆發酵製品、葡萄籽、SOD、保肝類食品、維生素C、乳酸菌製品、蔬菜汁。讓營養更為均衡喔！

養生

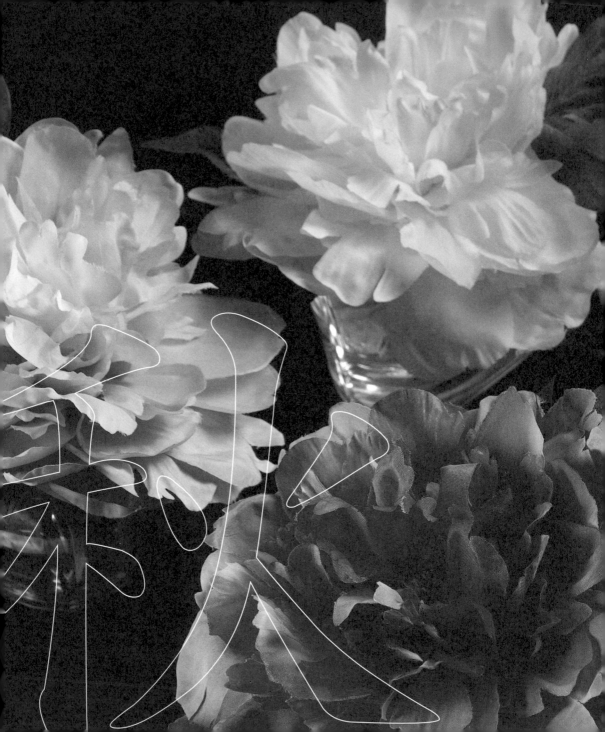

秋 秋季之輕食

　　秋季養生之道突出一個「收」字。秋天氣候涼爽乾燥，是萬物成熟收穫的季節。此時陽氣漸漸消退，陰氣漸漸增加，指的是精神、身體的代謝及內臟的活動都會漸漸減緩。

　　中醫學上認為秋天應防燥護陰；因為氣候乾燥，容易出現口乾舌燥、皮膚粗糙、流鼻血、脫髮或偶爾有便秘的現象，故飲食應以滋陰為主。

　　合適食物有芝麻、蜂蜜、枇杷、菠蘿、乳品、甘蔗、百合、雪耳等柔潤食物。肺臟是人體與外界大氣交換的場所，最容易受秋燥損害，食物性味應減少辛辣性增加酸性食物；少食蔥、薑、蒜等辛味食品，多吃酸味蔬果如蘋果、柚子、檸檬、山楂等，可以滋養肺臟。

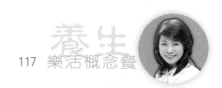

味噌

含有與女性賀爾蒙相同功效的異黃酮素、促進脂肪代謝的天然植物皂素、防止老年癡呆的卵磷脂素。

魚頭

補腦、健胃,含豐富蛋白質。

豆腐

有消除疲勞,恢復體力,預防高血壓,高血脂,動脈硬化,強化骨骼等功效。

白菜

味甘性平,有化痰止咳、退燒解毒的功效。

金針

含有豐富的鐵質,有補血和安定神經等功效。

POINT!

魚頭含有豐富的膠質及蛋白質,可以使皮膚在秋天比較不會乾燥。金針、味增可以加強免疫功能,也有降血脂的功能。白菜可以幫助在秋天因季節變化引起的咳嗽,有很大的幫助。做成熱湯品也可以使食物的性味較平衡。

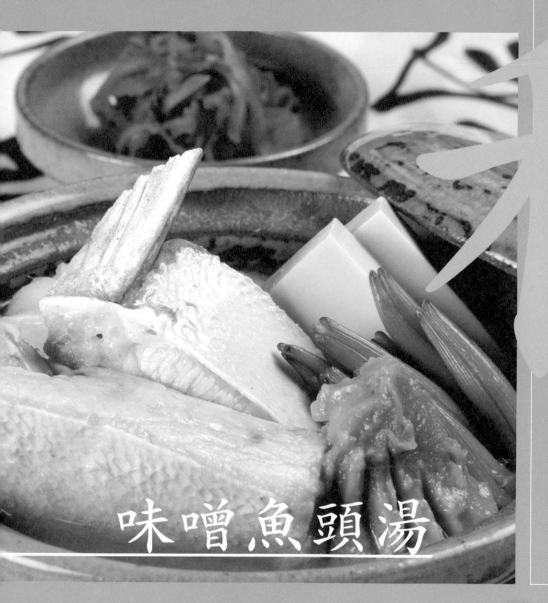

味噌魚頭湯

養生

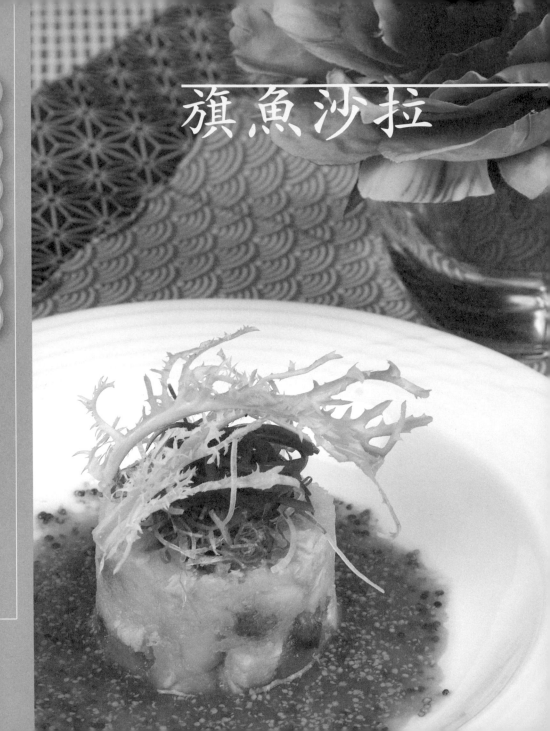

旗魚沙拉

旗魚

含大量ω-3脂肪酸，能降低壞的膽固醇和提高好的膽固醇，預防心血管疾病的功效。

毛豆

含有豐富的食物纖維，不僅能改善便秘，還有利於血壓和膽固醇的降低。

紅蘿蔔

補血強身、滋潤解燥、驅胸鬱悶、調整腸胃，含β—胡蘿蔔素可在體內轉換成維生素A，維持視覺並保護皮膜的健康；可以獨立作用，發揮抗氧化的功能，清除自由基，進而防癌抗老化。

紅椒

有抗氧化作用，使血液中好的膽固醇增加，血管強健，改善動脈硬化及心血管疾病，能夠與紅甜椒等含有大量的鉀、維他命C、維他命E等食材結合，製造出不利於血壓上升的環境。

蘿蔔泥

質溫和，且能利尿、清熱解毒、有助消化、改善便秘，同時還能達到養顏美容的效果。

POINT!

這道菜使用紅椒、紅蘿蔔及白蘿蔔的搭配，除了使性味平衡外，也可以補充大量的抗氧化物質，加上旗魚可以非常有效的降低秋冬季節易引起的心血管問題。

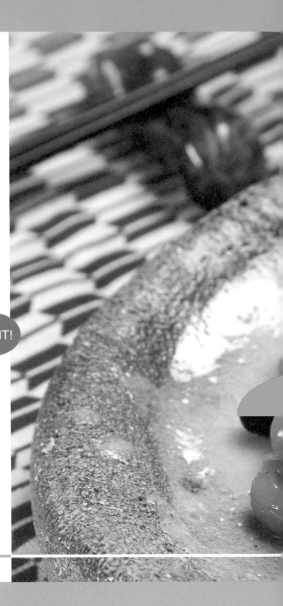

黃豆
預防乳癌、肺癌、大腸癌、前列腺癌的發生。

黑豆
有補腎、活血、解毒、明目、強壯筋骨的功效,具有促進膽固醇的代謝、降低血脂的作用。

海帶結
海帶中的碘可促進有害物質,病變物和炎症滲出物的排除。

POINT!

秋季溫度的變化會使身體臟器的功能降低,因此可以開始補充黃豆及黑豆等來預防器官功能減弱所引起的癌症或慢性疾病。這道菜是在秋天開始養生的好食物。

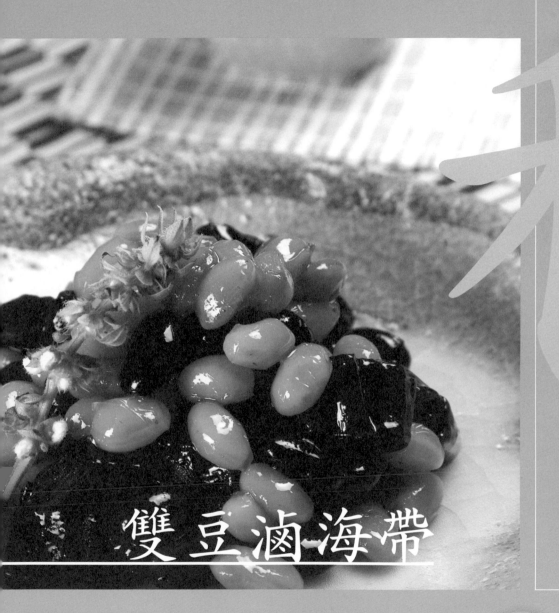

雙豆滷海帶

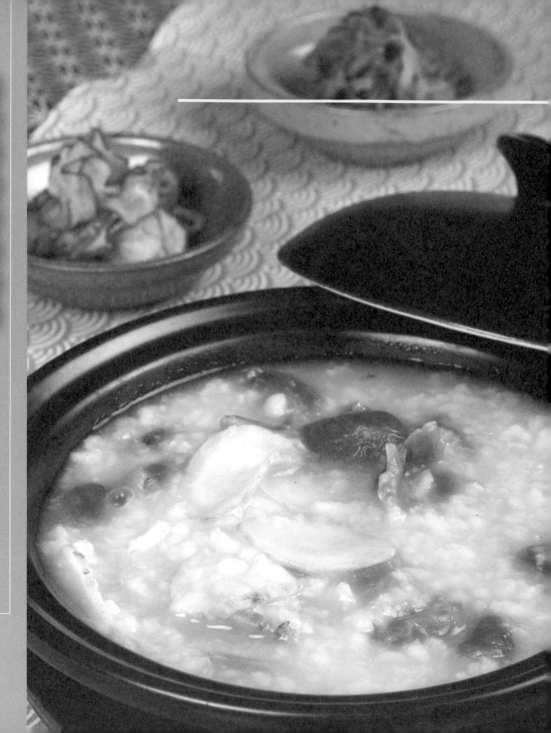

木耳龍眼甜粥

木耳

味甘、性平、無毒、入胃、大腸經，具涼血止血、活血補血，利五臟、清肺益氣、宣腸健胃，消痔通便等功效。

龍眼

性溫、味甘，具有寧神助眠、養心益智、補血健脾等功效。

花旗蔘

益氣降火、解酒清熱、提神健脾開胃。

冰糖

性甘味平、無毒。歸經肺、脾，具養陰生津、潤肺止咳的功效。

POINT!

秋天宜食用可增加熱量，而且易消化吸收的食物。這道甜品對老人在秋天養生是最適合的，不僅可以補氣，還可以增強抵抗力，預防疾病的發生。

青椒

含大量維生素A、C、K，可增強身體抵抗力、防止中暑。可促進脂肪的新陳代謝，避免膽固醇附著於血管，能預防動脈硬化、高血壓、糖尿病等症狀。

生薑

清心肺、安神、增加免疫力，並增加食物香氣，減少含鹽量較高的調味料。

豆豉

解表除煩，消炎解毒，助消化。

鱔魚

味甘，大溫。主補中益血、補虛損。

POINT!

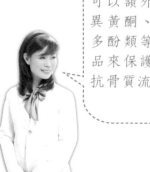

Dr. Maggie的叮嚀

可以額外服用大豆異黃酮、鈣鎂錠、多酚類等抗氧化產品來保護關節、抵抗骨質流失。

鱔魚性溫味甘，可以補中益氣。研究發現對於糖尿病的病人有平衡血糖的功能。青椒、薑與豆類可以增加身體抵抗力，在秋天容易感冒，因此可以常食用來預防感冒。對於已經罹患感冒或易脹氣的人都可以獲得改善。

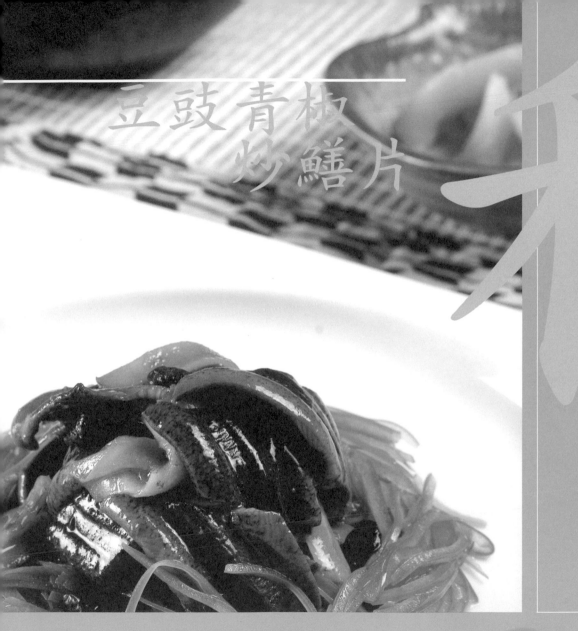

豆豉青椒
炒鱔片

養生

冬

冬季之輕食

　　冬季養生之道突出一個「藏」字。冬季氣候寒冷，陽氣消退，陰氣盛極。環境中草木凋零，萬物以冬眠來養精蓄銳，以為春天作好準備。人體的代謝也處於較緩慢的步調。

　　冬季飲食對正常人來說，應當遵循「秋冬養陰」的原則，即不宜生冷，也不宜燥熱，最宜食用滋陰養陽。所以食用熱量較高的食品，如羊肉、鵝、鴨、核桃、栗子、蘿蔔、木耳等為佳。

　　為避免維生素缺乏，亦應多食新鮮蔬菜。冬天與腎臟相適應，腎臟的收攝功能可以促進能量蓄備。所以食物性味方面不宜太鹹並宜苦味，如此可以減輕腎臟的負擔。

　　冬季亦是進補的時機，由於身體代謝較

緩，熱量容易積存，所以應選擇具有不同功能的食物，或在膳食中適當地加入藥材，如：冬蟲夏草、黃耆、黨蔘、紅棗等，來增強臟腑功能或補充不足，以提高抗病能力。

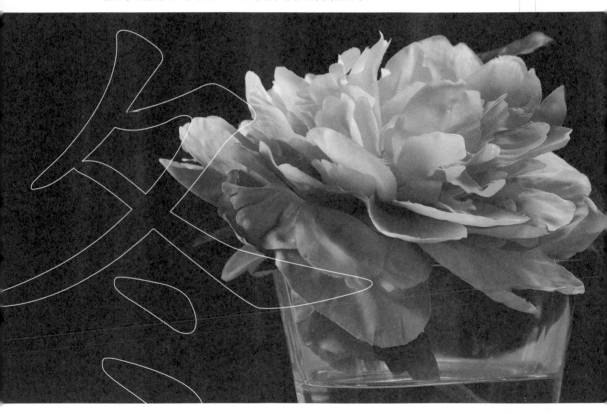

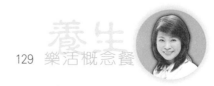

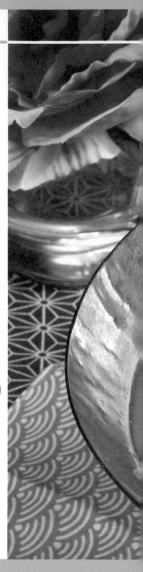

田雞

性涼味甘，能補虛健胃、解毒利水、增強體質、健脾消腫。

冬蟲夏草

性平味甘，入肺、腎經，有保肺益腎，止血化痰、補腎明目的功效。含豐富的蟲草素、核酸、游離脂肪酸、甘露醣醇、蛋白質，因此擁有增強免疫力、體力與性功能的功用。

山藥

為上品藥材，其性平、涼潤、味甘無毒、能健脾胃、補肺腎、收澀固精。

枸杞

含豐富甜菜鹼、多醣類、多種胺基酸、維生素B1、B2及C等。有擴張血管、降血壓、血糖、膽固醇、促進免疫功能、促進造血、刺激生長等功效。

POINT!

冬蟲夏草及枸杞可以促進免疫能力，山藥可以使胃腸吸收功能較好，配合田雞乃因為其能補充質優的蛋白質，而且性味甘涼。因此這道菜對於在冬天容易有氣喘或肺部疾病的人是很適合的補品。

冬蟲夏草田雞湯

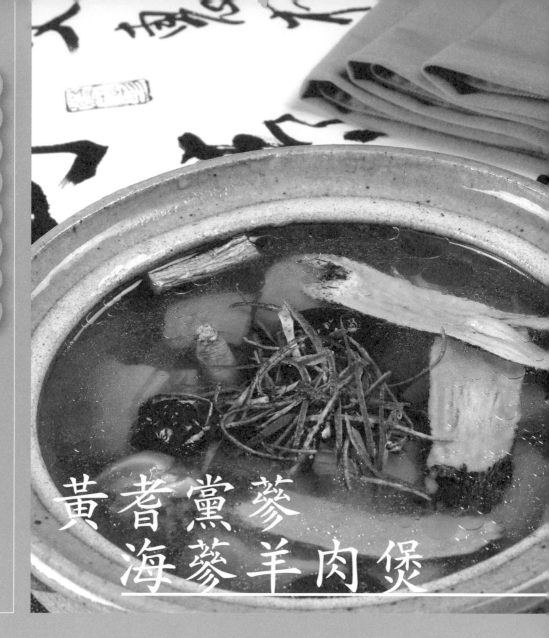

黃耆黨蔘
海蔘羊肉煲

羊肉

有益精氣、補肺腎氣、養心肺，性甘溫而不燥。

黃耆

止汗固表、補益脾胃、預防感冒、利水退腫、強心的功效。

黨蔘

性味甘，平。具有補中、益氣、生津之功效。

海參

補腎益精、滋陰壯陽及抑制血管新生的功效。

紅棗

味甘性溫、歸脾胃經，有補健脾益胃、養血安神、緩和藥性的功能。

冬筍

含豐富纖維素，能促進腸道蠕動。冬筍是一種高蛋白、低脂肪、低澱粉食品，對肥胖症、高血壓、糖尿病和動脈硬化等患者有一定的作用。

POINT!

> 羊肉性溫熱，但衹適合在氣溫較低時食用。配合黃耆與黨參，可以增強身體的免疫功能。加上陳皮可以使腸胃功能較不會因羊肉的厚重而加重負擔。

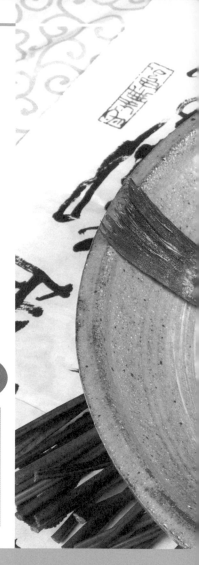

紅燒魚

魚肉

提供優質蛋白質，並含有豐富的ω-3脂肪酸，可依時節選擇。

牛蒡

有利尿消炎，治療便秘，抗癌等功效。

蔥

蔥類食物中的含硫化合物，可抑制腸胃道細菌，阻斷後續的致癌過程。含大量維生素C。

薑

清心肺、安神、增加免疫力，並增加食物香氣，並可減少含鹽量較高的調味料。

POINT!

魚肉是我們常食用的蛋白質來源，在一般的烹調時，我們可以加入一些適合節令的材料來烹調，如牛蒡，其纖維非常豐富加上其有抗發炎的效果。因此可以緩和過多動物性蛋白質對身體造成的負擔。

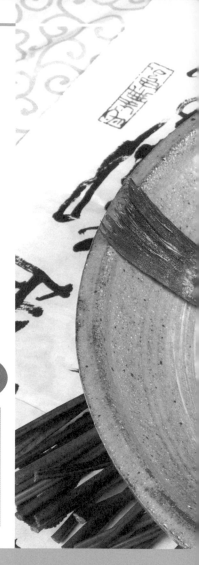

四季養生之概念餐

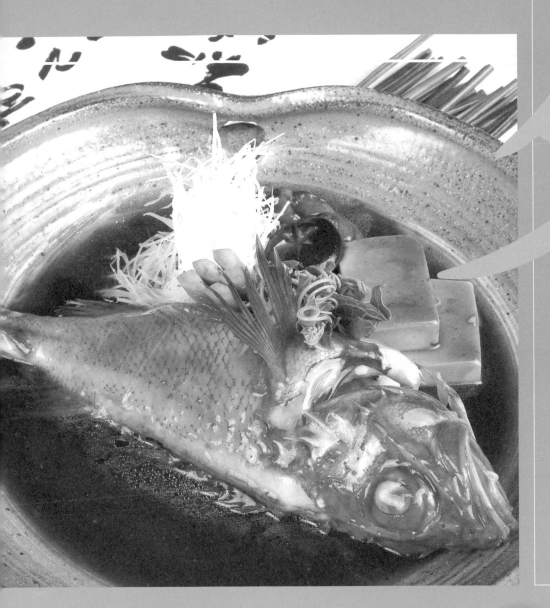

紅糖醬

具潤腸溫胃、活血去瘀氣、降血脂、降低膽固醇等功效。

肉塊

補充足夠蛋白質。

蔥

蔥類食物中的含硫化合物，可抑制腸胃道細菌，阻斷後續的致癌過程。含大量維生素C。

薑

清心肺、安神、增加免疫力，並增加食物香氣，並可減少含鹽量較高的調味料。

POINT!

Dr. Maggie的叮嚀
可以再補充一些冬蟲夏草、深海魚油、CO—Q10、綜合維他命B、大豆發酵品、紅麴、納豆激脢來抵抗寒冷的冬季。

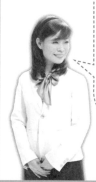

冬天血管的收縮較不好，平時就已經有心血管疾病隱憂，可是又愛吃肉的人，可以利用這道菜來降低一些危險因子的發生，因為紅麴中的功能性成分可以降低血脂，常食用可以預防心血管疾病。

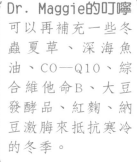

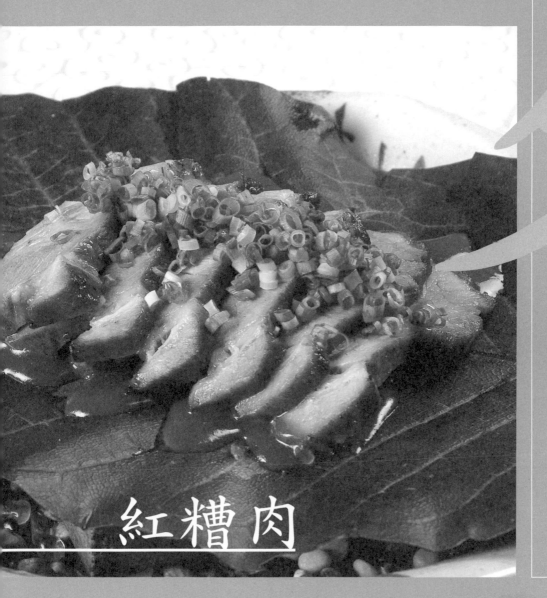

紅糟肉

養生

Part 5

抗癌防癌
之概念餐

高居十大死因首位的癌症，總是悄悄來襲，為個人和家庭帶來許多的遺憾和無奈。癌症的發生與遺傳及環境有關，飲食又在其中扮演極重要的地位。要怎麼樣吃得健康沒負擔？讓Dr. Maggie告訴你！

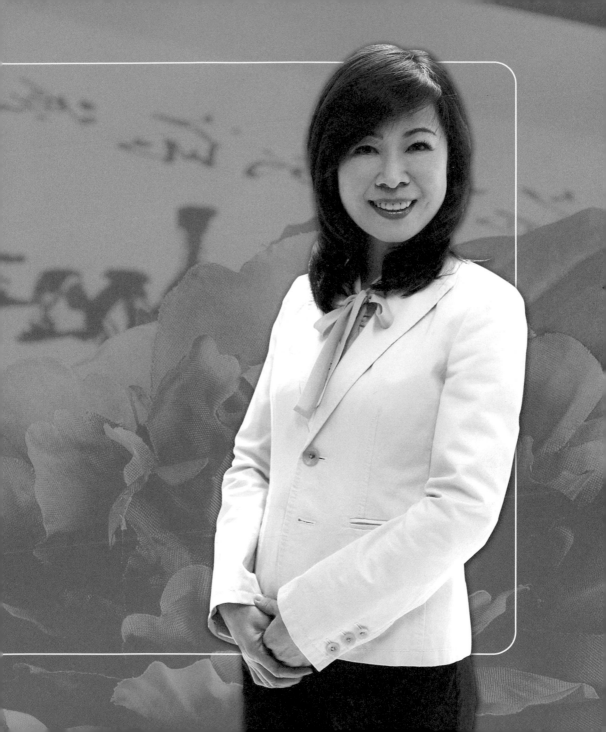

如何避免癌症

　　相信我們都希望自己和家人不要受到傷害，平平安安的度過一生。然而生活中總是潛藏著許多致命因子，高居十大死因首位的癌症，總是悄悄來襲，為個人和家庭帶來許多的遺憾和無奈。

　　癌症的發生，是由於體內本來正常的細胞因致癌因子破壞細胞的DNA，而產生突變的現象，使細胞分裂生長的速率改變，不斷地增生，愈長愈大，形成腫塊，造成旁邊正常的組

織器官被壓迫或破壞。癌細胞又可以經血液或淋巴系統轉移到遠處，持續生長、破壞轉移後的組織與器官，最後使人死亡。

癌症的發生與遺傳及環境因子（包含飲食、吸煙、環境污染等）有關，飲食又在環境因子中扮演極重要的地位。某些食物本身含黃樟素（如檳榔等）等致癌物成分。穀類、豆類、玉米、花生等五穀雜糧，如果貯存在濕熱環境中容易孳生黴菌產生黃麴毒素，黃麴毒素被認為是很強的致癌物質，肝癌可能與之有關。故應避免吃發霉的食物。

吸煙與癌症的關係無庸置疑，吸「二手菸」亦然。吸煙本身形同吸入致癌物質，並會增加維生素C的消耗。嚼檳榔與口腔癌有直接的關係。

酒精已被美國食品藥物管理局列入致癌物

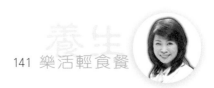

質。飲酒過量影響營養素吸收，並增加食道癌、胃癌、肝癌、腸癌的罹患機率。它直接對細胞造成毒性，可能會促進或加強腫瘤的形成。並增加維生素的消耗，間接的減弱免疫能力。如果同時吸煙、喝酒、嚼檳榔，罹癌的危險性是以倍數相乘的。

　　一般認為，若能調整飲食結構，注意營養均衡，可以降低30～70%癌症的罹患機率。癌症對人類一視同仁，上至總統，下至販夫走卒，都可能罹患。癌症並不可怕，只要早期發現與治療，存活率相當高，更何況許多癌症是可以預防的。

抗癌飲食原則

多吃抗氧化劑

　　抗氧化劑主要存在於蔬菜水果當中，主要的功能是抑制在新陳代謝過程中或由空氣污染、農藥等環境因子，所導致的自由基對細胞的破壞。當自由基侵襲和氧化體內的細胞時，則容易導致細胞有癌變的機會。抗氧化劑可以中和這些自由基，降低細胞癌變的機率。

　　微量元素當中的硒、錳、銅和鋅已被證實具有抗氧化功能。例如：果仁及海產等食物則含有豐富的硒，而洋蔥、大蒜、蔥、韭菜等食

物則含有硫及硒。此外，蕃茄紅素及多酚化合物則是近日非常熱門之營養素，而多酚化合物又包含有兒茶素、大豆異黃酮等。蕃茄紅素具有相當於胡蘿蔔雙倍的抗氧化功能，對胃、胰臟及前列腺癌有顯著的保護作用，蕃茄、西瓜、木瓜、芒果、柚和石榴等水果都含有豐富的蕃茄紅素。

　　兒茶素可以有效的預防紫外線對細胞的破壞作用，並阻斷正常細胞因為紫外線的作用產生癌變的反應。但茶葉因為製造烘焙及茶種的不同，兒茶素的含量也會不一樣。未經焙製的綠茶（例如日式抹茶）所含的兒茶素就比深度烘焙發酵的紅茶多，因此如果要以茶飲來養生，抹茶或綠

●茶葉中的兒茶素可有效預防紫外線對細胞的破壞。

茶會比烏龍茶含較多的兒茶素，而烏龍茶又比鐵觀音這一類深度焙製的茶葉含較多的抗氧化物。

　　由另一個角度來看，深度焙製的茶葉所含的咖啡因比低加工的茶葉少，對於喝茶容易腸胃不適的人，則應該選擇深度烘焙的茶葉，不過要以直接喝茶來獲得茶葉中的抗氧化物，並不是一個很有效率的方式。首先，茶葉中的兒茶素容易因為高溫而遭到破壞。第二則是要以茶飲的方式獲得足以達到養生效果的兒茶素，每天至少要喝5－6杯的綠茶，因此相對的也會喝進過多的咖啡因。

　　因此服用濃縮的綠茶萃取物補充劑，還是比較有效率且較沒有健康上的負擔。

　　大豆異黃酮亦具有抗氧化效果，可清除體內自由基，減少細胞病變。研究報導指出，大

豆異黃酮具有降低罹患乳癌、結腸癌、肺癌、前列腺癌、皮膚癌以及白血病等癌症之功效。

黃豆、黑豆等豆類與其製品，以及香菇、木耳、牛蒡、海帶、紫菜、堅果類等食物則富含大豆異黃酮。

多吃抑制血管新生之食物

早在一百年前就有學者研究證實，腫瘤只要長大超過1至2立方毫米，就需要血管新生提供營養才能繼續長大，目前普遍認為血管新生的過程需要經過下列步驟，分別是「血管的擴大與穿透性增加」、「內皮細胞的移動與增生」以及「新生血管的成熟與塑型」。

最早的抗血管新生理論是由美國哈佛醫學院的醫師所提出的，他認為血管的新生可以提

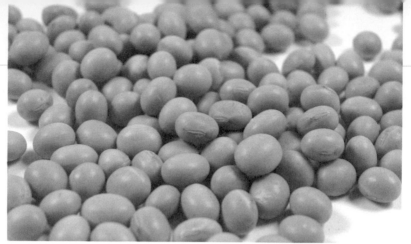

●豆類與其製品含大豆異黃酮與磷酸肌醇IP5，都是抗癌聖品。

供腫瘤養分與氧氣，進而促進腫瘤快速生長以及轉移。但是如果能針對腫瘤的血管生長來加以抑制並阻斷腫瘤養份、氧氣的供應系統，則癌細胞便無法增生、轉移，甚至萎縮，這就是抗血管新生理論。

一般常見的食物中，有許多物質被發現能在細胞及抗體實驗中具有抑制血管新生的潛力，例如魚類或動物中萃取出來的膠原蛋白、野生葡萄中萃取出的甜菊醣化合物，以及豆子、堅果、營養穀片所含有之磷酸肌醇IP5等。

增強免疫力

　　免疫是指身體保護自己、抵抗外來物、細菌、病毒、毒素等外來組織細胞的入侵。身體透過這個保護作用，產生具有專一性免疫反應的細胞和抗體，來抵抗外來物的入侵，並且清除衰老和損傷的自身細胞，以及監視清除體內受刺激後所產生的突變細胞。

　　當體內免疫功能發生改變，可能會導致生理功能紊亂與組織發生損傷，進而產生疾病，所以免疫能力的提昇，是保有健康一個非常重要的步驟。

● 如何提升自身免疫力

　　在東方醫學中所謂的「正氣存在，邪不可干」，其中的正氣就是現代醫學所謂的免疫力。

這句話強調當「正氣」存在時，病邪就不能干擾入侵。而在其治則中提到的「固本扶正」，則是指以植物的根花果實、動物的臟器血肉有情之物以「固本」，這就是提昇免疫功能的治療方法。

近代西方醫學研究也證實，許多東、西方的草藥、蔬果、動物臟器中能萃取出具有治病、抗氧化、提升身體免疫能力的成份，如黃耆、人參、靈芝、樟芝、桑黃、五味子、枸杞子、動物類的紫河車（胎盤）、海馬、鯊魚軟骨、特殊動物軟骨、豆類、黃酮素、葡萄子、維他命 A、B、C、D、硒、鋅、釩等。

因此要防癌，還是

● 黃耆

要多多攝取可提升免疫力的防癌食物，像是黃綠色蔬菜，含有可抑制致癌物生長的物質。

　　黃綠色蔬菜顏色愈深，所含的有效成分愈多，如綠花椰菜、萵苣、芥藍菜、高麗菜、小白菜、白蘿蔔等。

　　紅色蔬果中含有抗腫瘤、抗衰老的胡蘿蔔素，例如紅蘿蔔、蘋果、紅蕃茄等。鋅含量高的食物可以增強免疫力，預防感冒，對小孩的智力也有幫助，並有益於傷口的癒合，還可以讓男性精力充沛，例如海鮮、紅肉（牛、羊、豬）、蛋、玉蜀黍、菠菜、豆類、南瓜子和葵瓜子、櫻桃、梨子等。此外，多吃穀類、豆類、牛

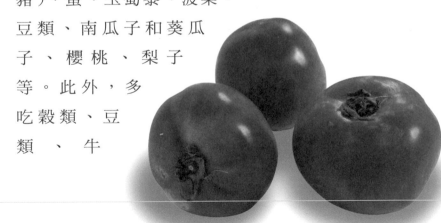

奶、蘑菇、大蒜和紅肉（牛、羊、豬）等含有豐富硒的食物可有效防癌，因為硒有近似維他命E的作用，而且效果比維他命E更強約500倍。

美國防癌學會還列舉出三十種防癌蔬果，其中包括了蘋果、杏、朝鮮薊、鱷梨、南瓜、香蕉、綠花椰菜、芽甘藍、青椒、哈密瓜、胡蘿蔔、白花椰菜、芹菜、葡萄柚、萵苣、無頭甘藍、結球甘藍、奇異果、洋蔥、瑞士甜菜、柳橙、木瓜、馬鈴薯、乾梅、菠菜、草莓、番茄、番薯、色佛伊甘藍和甘藍等。而這些食物中含有多種的抗癌物質，例如：維生素A、C、E、硒、鋅、鍺、纖維素、蕃茄紅素和胡蘿蔔素等，均是重要的營養素，平日多吃這類抗癌蔬果，具有增強免疫力的效果，進而達到抗病、防癌的目的。

食材利用法則

　　抽菸、或是食用亞硝基胺與加鹽醃製的食品，容易導致食道癌和口腔癌，而酒更會促進這些致癌物質的作用。因此要多攝取含有維生素A及維生素C的食物，來保護食道和抑制癌症的產生。

　　乾鹹魚、鹹菜、燻魚等含鹽量高的食物，會使身體攝取過多的食鹽，而容易破壞胃黏膜的黏多醣保護屏障，使胃黏膜受損，甚至引起糜爛或潰瘍，進而增加致癌物質的入侵導致胃癌的產生。

　　因此要多攝取新鮮水果與蔬菜，以增加維生素A、維生素C、維生素E的攝取量。

　　當油炸或烤肉、烤魚時所產生的致癌物質——雜環胺與高脂肪飲食和膽酸結合後，則易導致結腸癌的產生，因此要多多攝食麥麩與穀物

纖維並多吃白菜、花菜、甘藍以及含硒豐富之食物，以達保護結腸、抑制結腸癌的發生。

油炸品、抽菸、過量飲酒與咖啡、高脂肪飲食、生大豆粉等容易促進胰臟癌的產生，因此要多吃新鮮水果、蔬菜以達到保護胰臟和抑制胰臟癌的目的。

當雌激素過高或泌乳素過早分泌等內分泌不平衡狀況發生時，若攝取過多的油炸品與脂肪，則易導致乳癌的產生，因此要多以低脂肪飲食為主，並多攝取含碘的食物，如：海帶、淡菜、紫菜等，以達到保護乳房和抑制乳癌的目的。飲食當中若含有高量脂肪，也容易導致前列腺癌的

產生，因此要以低脂肪飲食為主，並且適時補充硒和鋅，以便降低前列腺癌的罹患機率。

烹調原理

在了解食品所含的各種成分，以及食物代謝後對人體健康的影響，也應該要注意到食物本身因為烹調方式所引起或被人體消化吸收後所產生的變化。

食物必須經由身體的消化與吸收，才能夠使其所包含的營養素發揮功能，若食物當中的成分無法被人體所消化吸收，不論食物中的營養成分如何豐富也沒有意義。但是如果可以藉由烹調的方式，將食物的效能提高，亦可以增加人體對於食物營養素的利用率。

烹調食物時不僅要考慮到色、香、味俱

全，更要確保食物的營養成分不受損害。要做到兩全其美，並不那麼容易，如何在加熱過程中盡量減少營養素的流失是非常重要的。

　　例如蔬菜不要在水中過度浸泡，過度浸泡容易使維生素C和維生素B群流失。因此蔬果以先洗後切、切後即炒的方式，可以減少維生素C與空氣接觸而被氧化、破壞。

　　大火快炒可使營養素損失降低。如果將菜瀝乾後再下鍋翻炒，維生素C的損失率可達80％以上。而透過不同的烹調方法，營養素的損失各有不同，因此在烹調過程中要選擇適當的方式。儘量不要用銅製器皿烹調或放置蔬菜，這樣會破壞蔬菜中富含的抗壞血酸，導致營養成分大打折扣。

　　有些烹調方式會產生致癌物，尤其是油炸、燒烤、高溫烹調或煙燻肉類食品，容易產

生自由基及多環芳香等有害身體健康的物質。

　　這些物質根據醫學文獻報導指出都易導致胃癌、結腸直腸癌和肝癌的罹患率。為了防腐保鮮及維持食品色澤美味，香腸、火腿、臘肉、培根等醃製肉品，在製造過程中會添加許多防腐劑、染色劑以及食品添加劑，這些食品添加劑大部分皆含有亞硝酸鹽，與胃酸作用後會形成亞硝酸氨，形成一種強力的致癌物質，因而可能引起胃癌和食道癌。當食物儲放過久或儲存不當時，尤其是花生、玉米、穀類等食物，發霉後容易產生黃麴毒素，而黃麴毒素是導致肝癌的最主要原因。

　　食物烹調方式以蒸、煮方式為佳，避免使用燒烤、煙燻、油炸或高溫來處理食物，以減少致癌物產生與降低營養素流失，並且應避免食用含有致癌物質的食物，以降低罹癌危險。

烹飪方式與維生素保留率一覽表

食材種類	烹飪法	維生素	保留率
一般蔬菜	炒	C	40％～90％
		B1	66％～89％
		B2	77％～85％
	燉	C	75％～90％
		B1	59％～73％
		B2	68％～80％
	川燙	B1	46％～76％
		B2	50％～91％
鮮豆類	炒 各種	C	較低
		B1	66％～75％
		B2	80％以上
根莖類	炒 川燙	C	較低
		B1	50％
葉菜類	炒 川燙	C	86％～90％
		B1	50％

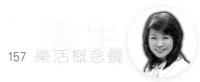

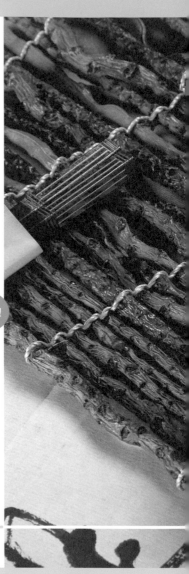

莧菜
維他命C含量高，抗氧化效果良好。

小銀魚
具有健腦、抗炎、抗癌、防治心腦血管疾病和增強免疫能力等特殊功效。

香菜
維生素C的量比普通蔬菜高得多，一般人食用7～10克香菜葉就能滿足人體對維生素C的需求量。

POINT!

莧菜是屬於比較寒涼且味甘的蔬菜，因此排便不良的人多吃可以使排便較順暢，而且其含有豐富的維生素C，因此可以預防腸道方面的癌症發生，與小銀魚同煮則可以增加蛋白質及鈣質的攝取，這道菜也很容易消化吸收，因此大人小孩都適宜食用。

抗癌防癌之概念餐

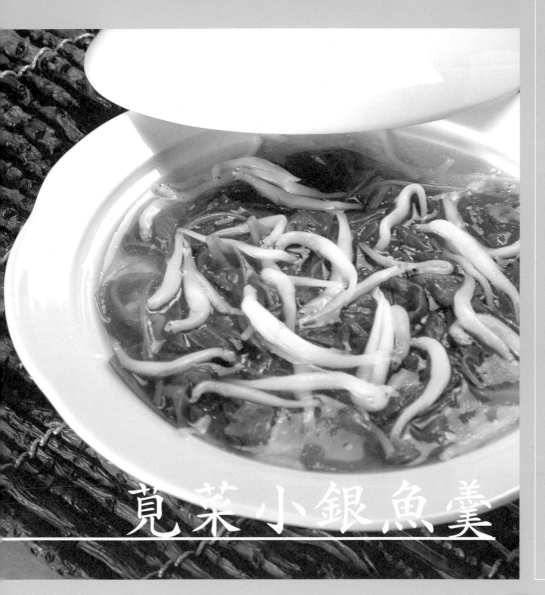

莧菜小銀魚羹

養生

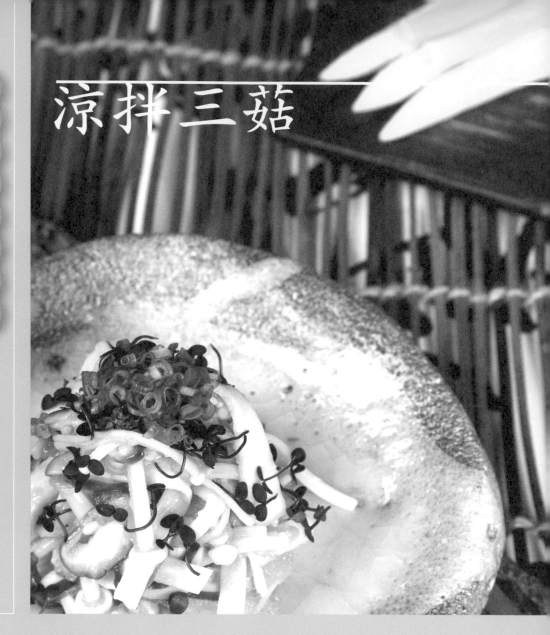

涼拌三菇

金針菇
所含的多醣體，具有抗癌的功效。

猴頭菇
可提高免疫力、降低膽固醇、治療胃潰瘍，並具有抗癌的功效。

香菇
有助於增進免疫力、防癌、控制血脂肪的食品。

蔥末
蔥類食物中的含硫化合物，可抑制腸胃道細菌將硝酸鹽轉變為亞硝酸鹽，阻斷後續的致癌過程。

胡麻油
可有效抑制癌細胞的生長。

蘋果泥
所含的果膠、纖維素能吸收細菌和毒素。

洋蔥末
有效成分為蟲草素，多存在於根中，具有抗腫瘤生長的效果。

紅酒醋或檸檬
含有足夠的多酚及維生素C等抗氧化物。

POINT!

很多研究都證明菇類是抗癌聖品，利用汆燙後涼拌的方式，不僅可以減少不當烹調所引起的自由基，也很爽口下飯，而且可用來預防各種癌症的發生。

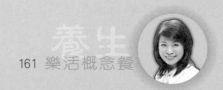

白蘿蔔炒豬肝

豬肝

提供優質蛋白質，並能補肝明目、補益血氣。

白蘿蔔

質溫和，且能利尿、清熱解毒、有助消化、改善便秘，同時還能達到養顏美容的效果。

蔥白

含硫化合物，可抑制腸胃道細菌將硝酸鹽轉變為亞硝酸鹽，進而阻斷了後續的致癌過程。

大蒜

優良的人體免疫系統的促進劑，能夠抗氧化、預防心血管疾病、保肝、防癌、抗菌等等。

POINT!

豬肝與白蘿蔔的組合很適合給肝功能不好的人食用或用於預防肝癌的發生，配合蔥白與大蒜更可以提高其抗氧化與抗菌能力。

甲魚

豐富且完整身體所需的胺基酸，因此可恢復調理肝功能之機能，並可消除腫瘤，預防血管增生，增強人體免疫能力。

枸杞

含豐富的甜菜鹼、多醣類、多種胺基酸、維生素B1、B2及C等。

山藥

有抗菌、抗氧化、抑制癌細胞、含大豆異黃酮可調節生殖系統、增強免疫力。

POINT!

甲魚乃屬於平性味甘的食品，俗話說常食用甲魚可以延年益壽，對於已經罹患癌症的人，食用甲魚可以抑制癌細胞的增生，與枸杞、山藥共同烹調更可以強化免疫力，此道料理是預防與治療癌症不可多得的聖品。

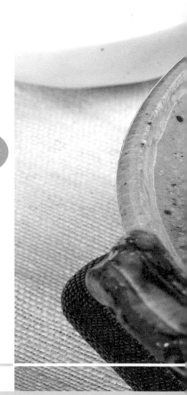

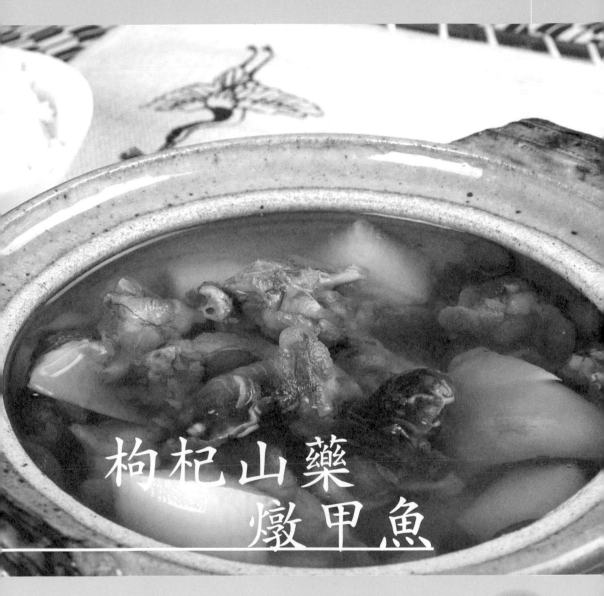

枸杞山藥
燉甲魚

養生

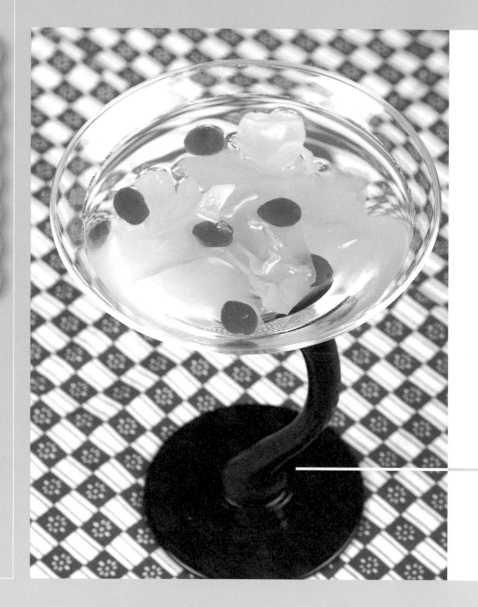

白木耳

含有多種氨基酸、維生素和肝糖，具有補胃、潤肺生津、提神、養胃、益氣、健腦、抑制血管新生等功效。

石花菜

富含水溶性纖維質、膠質和多醣類的食品，具有多種保健功效，能幫助維持消化機能，使大小便順暢。

紅藻

具有抗血管新生與消除腫塊之功效。

POINT!

常食用白木耳、海藻等都可以有效的消除身體內硬塊，尤其是一些器官或皮膚發炎後所引起的纖維化硬塊，而且此類食品含有豐富的纖維也可以使排便順暢。

銀耳石花菜湯

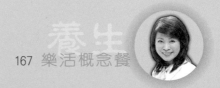

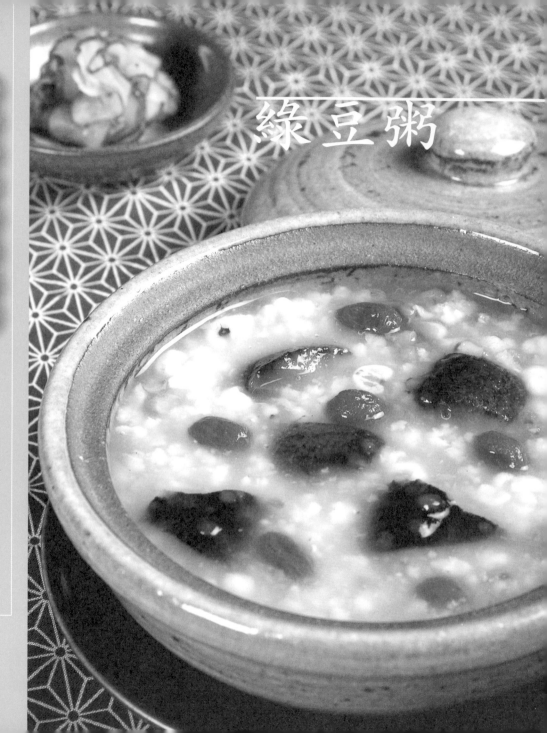

綠豆粥

綠豆

常食能幫助排泄體內毒素，促進機體的正常代謝。

薏仁

具有消炎、抗腫瘤、促進免疫力的功效。

海參

具有補腎益精、滋陰壯陽、潤燥及抑制血管新生的功效。

枸杞

有擴張血管、降血壓、血糖、膽固醇、促進免疫功能、促進造血、刺激生長等功效。

海帶

其中的碘能被人體吸收後，促進有害物質，病變物和炎症滲出物的排除。

糙米

發芽米萃取物可預防慢性疾病之症狀；發芽糙米可具有預防食道癌之功效。

POINT!

綠豆、薏仁都屬於涼性的食物，而且對於身體輕微的發炎有舒緩的效果，配合海參、海帶、枸杞、糙米可以加乘其抗癌功效，此類食品在夏季很適合食用，而且對預防肝癌、胃癌的功效不錯。

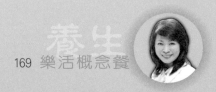

黃豆
預防乳癌、肺癌、大腸癌、前列腺癌的發生。

糙米
發芽米萃取物可預防慢性疾病之症狀；發芽糙米可具有預防食道癌之功效。

薏仁
具有消炎、抗腫瘤的功效。

紅蘿蔔
含豐富β—胡蘿蔔素，在體內會轉換成維生素A，維持視覺並保護皮膜的健康；可以獨立作用，發揮抗氧化的功能，清除自由基，進而防癌抗老化。

芹菜末
可健胃、利尿、淨血調經、平肝、解表、透疹、降壓、鎮靜。

竹筍丁
預防便秘與直腸癌，還可以降低血液和肝臟中的膽固醇。

POINT!

這一道菜也是把各種具有功效的食品，利用拌煮的方式來烹調，以下各類食品中富含豐富的纖維及抗氧化物，加上黃豆中具有許多有效抗癌的成分，此道食譜對預防大腸癌、乳癌、肺癌功效卓越。

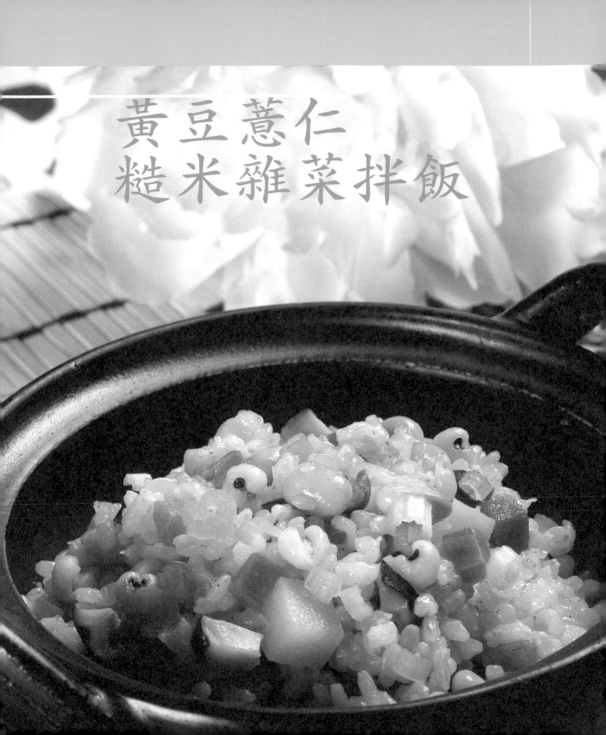

黄豆薏仁
糙米雜菜拌飯

雪羹湯

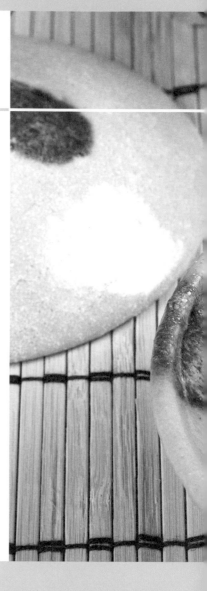

海蜇皮
可提供足夠的膠原蛋白，並具有清熱化痰、平肝解毒、潤腸通便功效。

馬蹄
由動物實驗中發現具有抑致腫瘤生長效果。

蜂蜜
對潤肺止咳、潤暢通便，排毒養顏有顯著功效，很容易被人體吸收利用。

POINT!

海蜇皮與馬蹄都可以阻斷腫瘤的生長，因此一起做成羹湯可以保留其QQ的口感，加入可以潤肺止咳的蜂蜜，冷飲、熱飲都很適合。

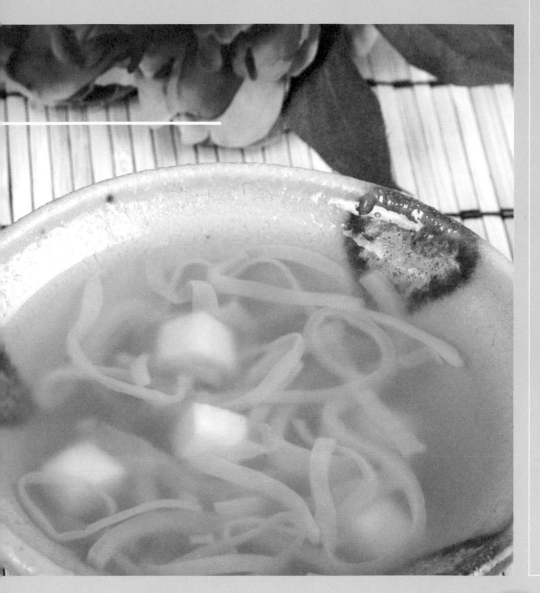

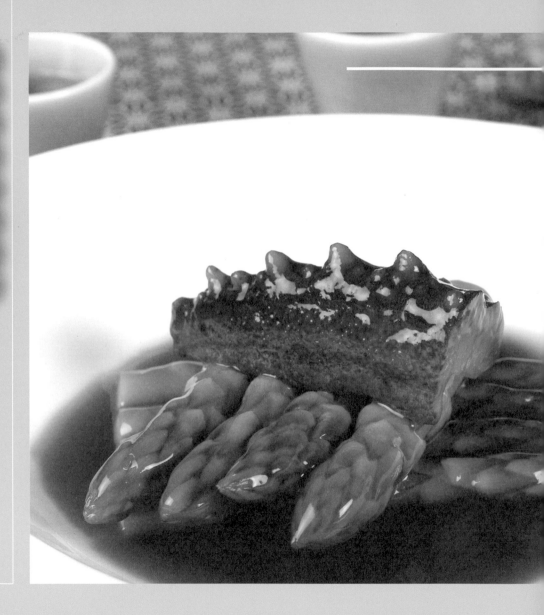

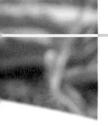

蘆筍海參

蘆筍
蘆筍中含有非常豐富的葉酸。懷孕的婦女，多吃葉酸可防止神經管缺陷的嬰兒，並具有預防心臟病、癌症的效果。

海參
具有補腎益精、滋陰壯陽、潤燥的功效。

瘦肉
可以補充足夠的蛋白質。

POINT!

蘆筍與海參的搭配則是另一種可以阻斷腫瘤生長的食療配方。

Dr. Maggie的叮嚀
除了這些菜色之外，可以再補充綜合維他命、抗氧化產品、膠原蛋白、乳酸菌、水溶性或非水溶性纖維、大豆發酵品、蔬果汁、桑黃、冬蟲夏草等營養保健食品。

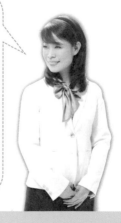

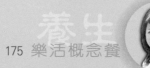

Part 6

過敏體質
之概念餐

抵抗過敏，必須從環境與飲食下手。飲食上必須
要攝取足夠的蛋白質，與食用具止咳及減喘的食
物，不能攝取太多糖分及鹽分，否則容易引發過
敏性疾病的發作。且看Dr. Maggie教你如何搭配食
材，保護自己不讓過敏侵襲。

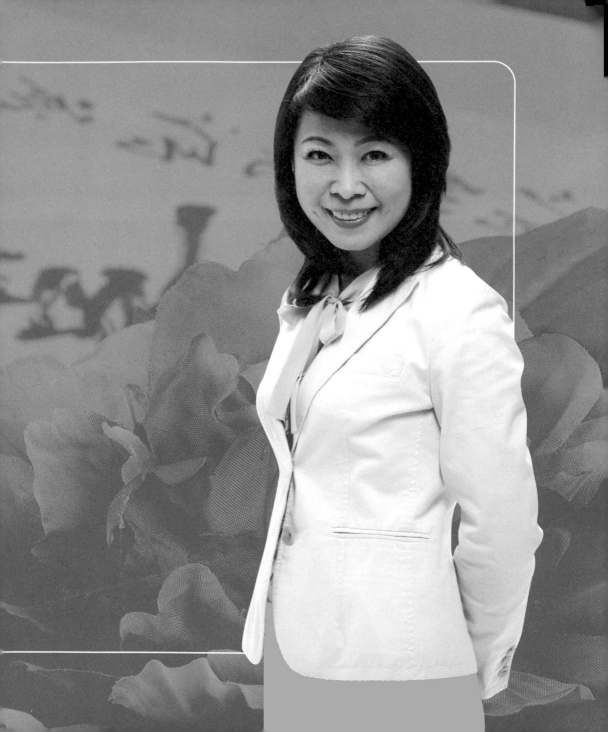

什麼是過敏

　　一般正常的情況下，人體有自身的免疫系統來對抗外來物的入侵，例如細菌或病毒，人體會產生相對應的抗體來抵抗他們，使人體不致於因此受到傷害。「過敏」即是指免疫細胞將外來物或自身物解讀為有害的物體，而產生免疫作用，使免疫細胞中的肥大細胞開始活化並釋出組織胺，而組織胺會使微血管擴張、血管通透性增加、發癢、平滑肌收縮和反射作用等一連串的作用。一般而言，吸入性或接觸性的過敏原居多，像是塵蟎、黴菌、蟑螂排泄

過敏原一覽表	
吸入性	花粉、黴菌、塵蟎、皮毛、揮發性化學物質等。
食入性	魚蝦蛋類、藥物、毒物等。
注射性	血清、藥物、非組織相容性蛋白質等。
接觸性	染髮劑、化妝品、清潔劑等。

物、花粉、動物皮毛或鳥類羽毛，剩下的才是食物。

　　過敏發炎體質與遺傳有相當大的關連，但遺傳體質是否會發病亦受四周環境有很大的影響。以目前小兒科的觀點來看，懷孕第二產期起（第四個月起）及新生兒出生六個月內，事先加以預防，可以減少過敏兒的產生。

　　科學文獻指出，如果雙親具有過敏性體質，建議母親從懷孕開始適當的補充乳酸菌產

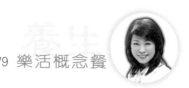

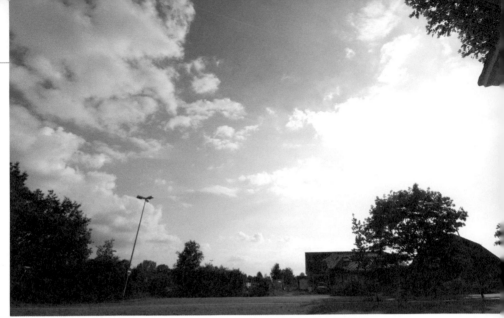

●過敏性鼻炎會隨著因季節交替、空氣散播而導致時好時壞的狀況。

品，如此可以減少嬰兒出生後罹患過敏性疾病的機率，或降低過敏的嚴重性，即使已有了過敏症狀，也可藉由改善四周環境及適當藥物，改善甚至治癒過敏症。

常見的過敏性疾病有如：氣喘、慢性鼻炎（鼻子過敏）、異位性皮膚炎、類風濕性關節炎等，都是一些常見的過敏性疾病。

抗過敏的飲食原則

　　要抵抗過敏必須攝取足夠的蛋白質，與食用具止咳及減喘的食物，如蘿蔔、絲瓜、梨、橘子、枇杷、核桃、蜂蜜、麥芽糖等。多補充含有維生素C之新鮮蔬菜、水果，並且避免海鮮、刺激性食物、油膩的食物，以降低過敏性疾病的發生及減低其嚴重性。

　　攝取過多鹽分、甜食皆容易引發過敏性疾病的發作，尤其是患有肺炎、痲疹後的小孩，飲食當中如含有過多的鹽分時容易引發氣喘的發作。根據清代醫學家沈金鰲於著作

《沈氏尊生書》中提到：「哮病大都感於童稚之時，容犯鹽醋，滲透氣管，一遇風寒，便窒塞道路，氣息喘促。」而明代《赤水雲珠》記載：「哮喘病，自童幼時，被酸鹹之味而發。」可見食物過鹹容易引發氣喘的發作。

食材利用法則

豆漿美味可口、營養豐富且能治病強身，根據研究指出，氣喘患者是因為體內缺乏麥胺酸所引起的，當人體缺乏麥胺酸時，遇氣候變化，便容易誘發氣管痙攣，使呼吸困難。豆漿中含有大量的麥胺酸，患者每日空腹持續長期飲用不含鹽的豆漿，可顯著改善氣喘的現象。

芝麻和核桃富含鎂，鎂離子可以間接使三磷酸腺苷生成環磷酸腺苷的數量增加，而環磷

酸腺苷對於支氣管平滑肌具有穩定其膜電位的作用，降低生物活性物質的釋放，解除支氣管平滑肌痙攣進而減緩氣喘的發作。鎂離子亦能舒張由缺氧所引起的毛細血管和小動脈，改善血液循環，降低心臟的負荷，減緩肺部瘀血，改善呼吸功能與缺氧狀態，減輕支氣管氣喘症狀。由中醫學上的角度來看，核桃能養肺、止咳、平喘，具有補腎納氣的功效，若與人蔘等配合使用，可有較良好之功效。

POINT!

過敏患者的食物調理

　　食物要以細軟且容易消化為原則，因此不宜油煎、油炸。應以較清淡的烹調方式，如蒸、煮為主，而且烹調時須以小火低溫烹調較長時間。

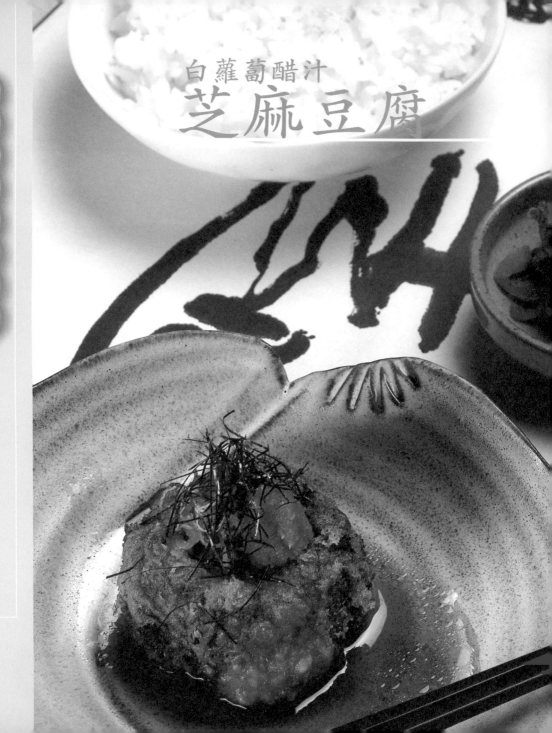

白蘿蔔醋汁
芝麻豆腐

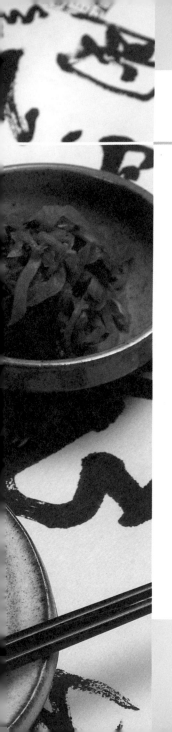

白芝麻或黑芝麻
滋補、烏髮、通便、解毒等功效。

豆腐
有消除疲勞，恢復體力，預防高血壓，高血脂，動脈硬化，強化骨骼等功效。

POINT!

芝麻加豆腐可以增強抵抗力，而且芝麻中富含鎂，所以可以有效的降低氣管過敏的機率與氣喘的發作，尤其對過敏兒童的改善功效尤佳。

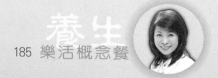

山藥
固腸胃、止瀉痢、增強呼吸道的抗病能力。

柚子
柚子中的柚皮甘、橙皮甘等植物黃酮類,具有抗炎功效。

烏骨雞
有補虛弱、益產婦、治婦女病、肝病等功效。

POINT!

山藥可有效的保護氣管表面的黏膜組織,柚子皮可以幫助止咳化痰,因此加上烏骨雞可使虛弱的身體回復正常,這道菜對慢性支氣管炎有很好的療效。

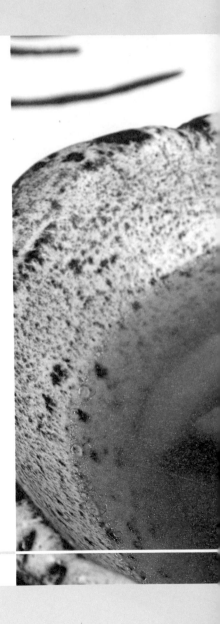

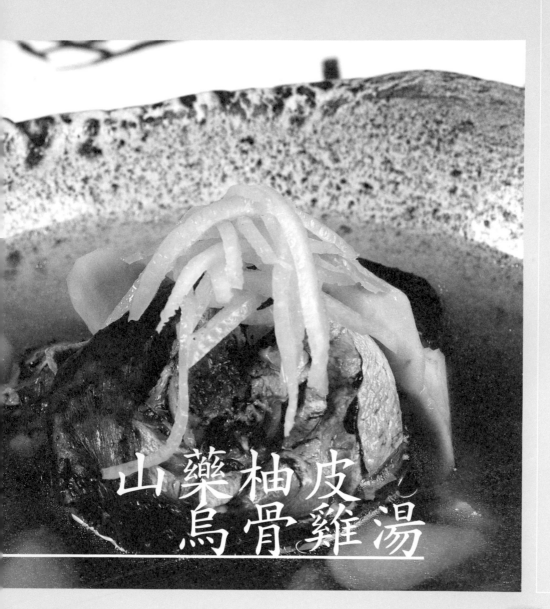

山藥柚皮
烏骨雞湯

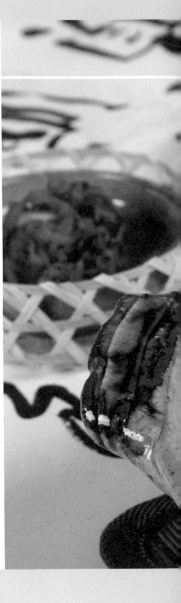

甘蔗
有解熱、生津止渴，助脾健胃，利尿，
滋養的功效。

排骨
可補充鈣質、蛋白質、膠質等。

冬瓜
清熱解毒、利水消腫、益氣耐老、減肥
美容。

POINT!

冬瓜對有浮腫現象的氣喘防治有利，甘蔗
可以快速補充體力。總言之，這道菜對過
敏性氣喘具有有效防治的效果。

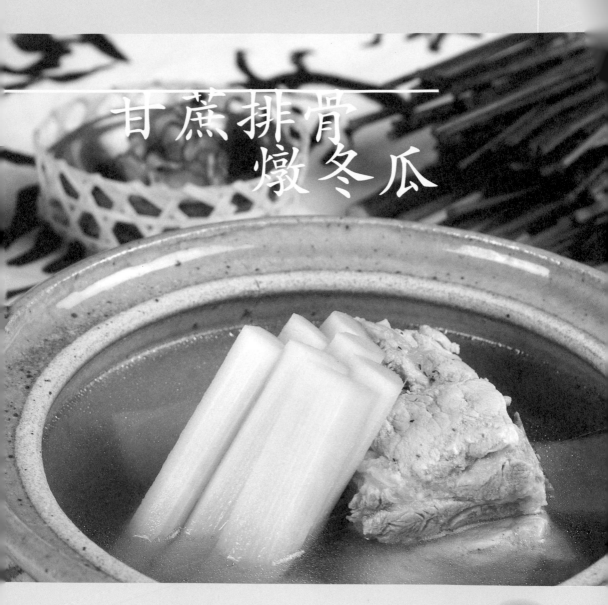

甘蔗排骨燉冬瓜

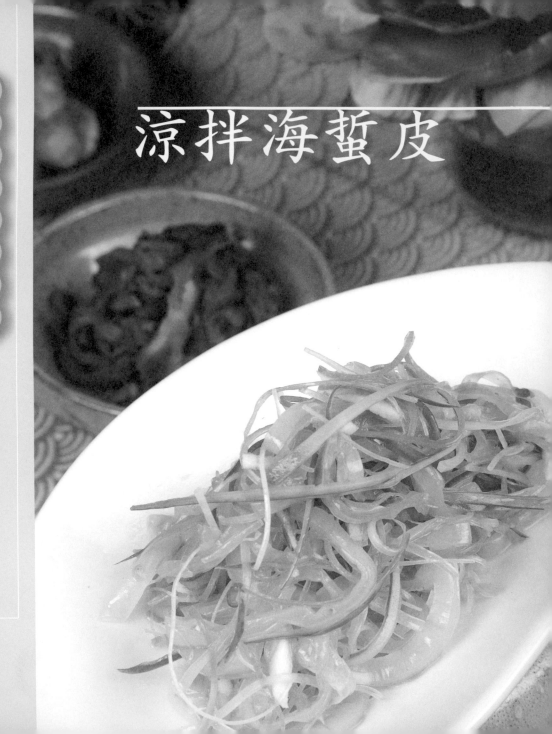

涼拌海蜇皮

海蜇皮
具有清熱化痰，平肝解毒，潤腸通便功效。

荸薺
味甘性寒，能清熱生津、化痰消積。

紅蘿蔔
補血強身，滋潤解燥，驅胸鬱悶，調整腸胃。

小黃瓜
抗氧化能力強並具有清熱、解毒、消腫等功效。

白芝麻
滋補、通便、解毒等功效。

麻油
補肺氣、具有抗發炎的功效。

POINT!

海蜇皮可以有效的去痰和治咳嗽，與小黃瓜並用還可以降低氣管的發炎現象，常食用可治療帶痰的氣喘。

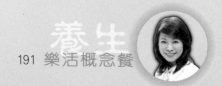

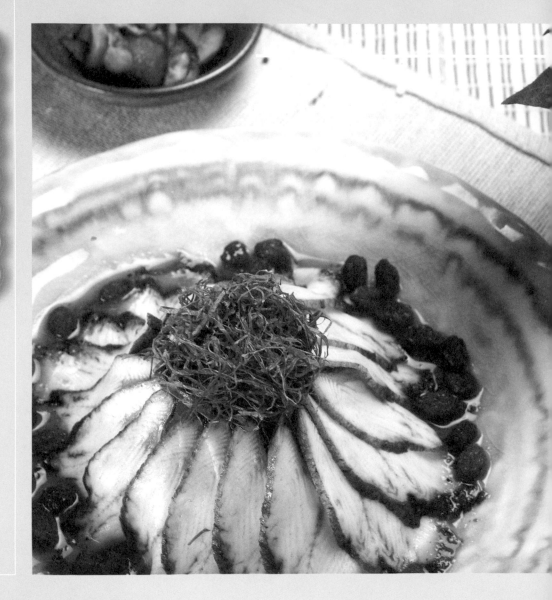

過敏體質之概念餐

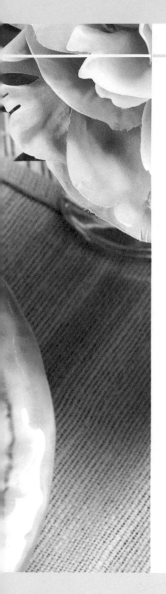

枸杞燉鰻魚

鰻魚
補虛贏、壯腰膝、除風濕痹
痛、抗老化。

枸杞
促進免疫功能。

POINT!

鰻魚中的油脂可以使氣管表面的
黏膜較完整，經常食用鰻魚枸杞
類料理可以預防氣喘的發作。

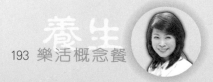

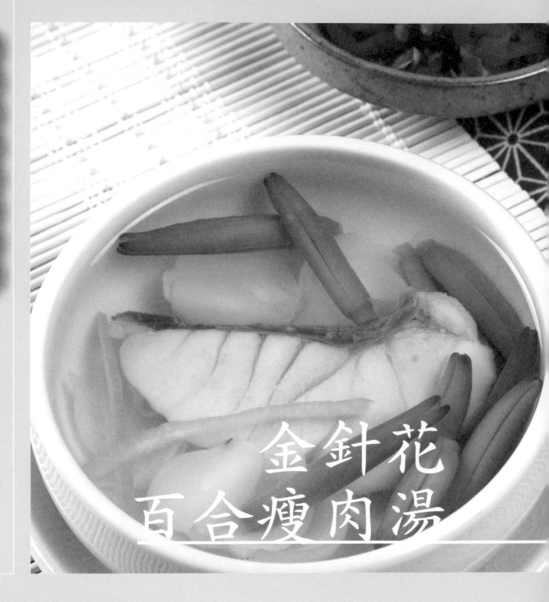

金針花
百合瘦肉湯

194 / 抗過敏食譜

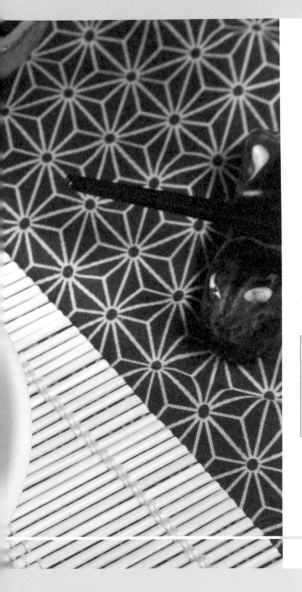

金針花
含有豐富的鐵質，有補血和安定神經等功效。

百合
清心安神、養陰潤肺。

瘦肉
補充足夠蛋白質。

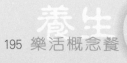

POINT!

這個食譜可以有效的減輕過敏及發炎的現象，並可以補充營養，因此建議過敏的人都可多食用。

燕窩湯

燕窩
大養肺陰、化痰止嗽、修補氣管黏膜。

POINT!

燕窩不僅美味而且營養豐富，又含豐富的蛋白質、礦物質及多種維生素，不僅可以止咳化痰，還能幫助恢復疲勞，因此對於肺或支氣管功能不好者，都可以多食用。

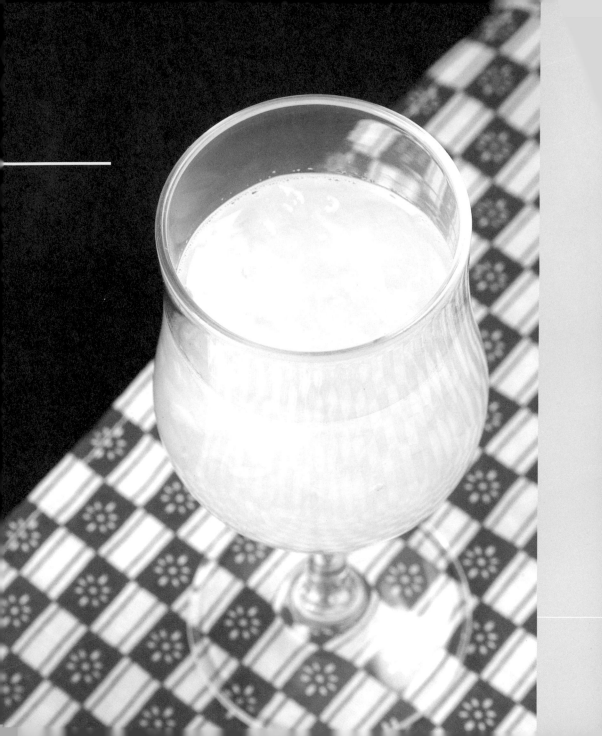

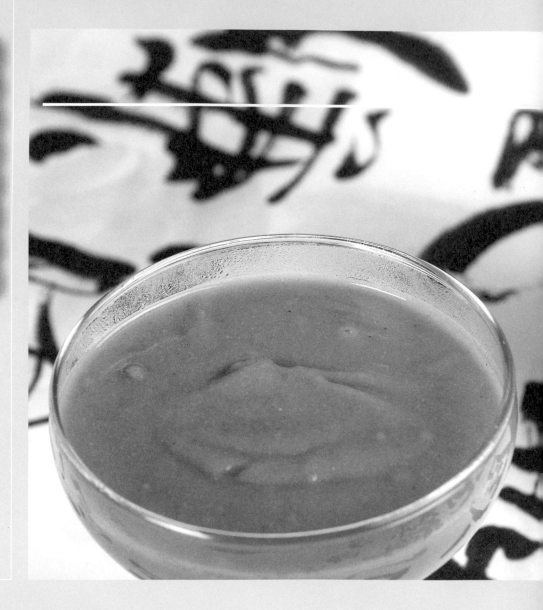

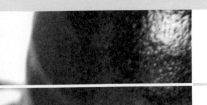

核桃糊

核桃
補氣養血，潤燥化痰，溫肺潤腸。

POINT!

核桃中富含鎂離子可以幫助穩定平滑肌，解除平滑肌的痙攣，進而緩解氣喘的發作，也可以與人蔘、蛤蟆同煮功效更好。

Dr. Maggie的叮嚀
建議多補充深海魚油、CO-Q10、葡萄籽、SOD、維生素A、維生素C、維生素E、乳酸菌製品等營養食品，以降低過敏性疾病的發生及減低其嚴重性。

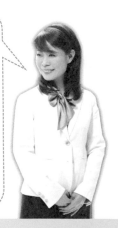

Part 7

抗慢性病
之概念餐

引起慢性疾病的原因很多，飲食是其中重要的因素之一，均衡的飲食可以促進健康，飲食不當卻是各種慢性病的來源。所謂「預防勝於治療」，為了維持正常的生理機能，日常飲食保健更為重要。

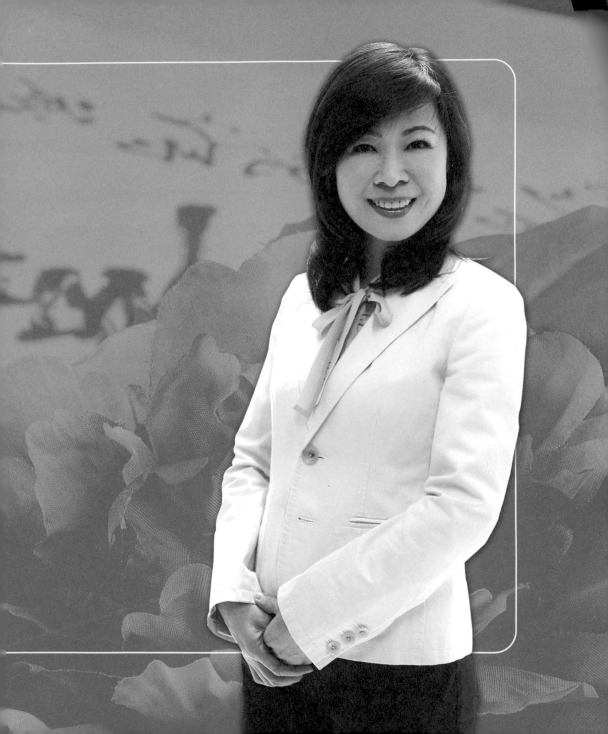

慢性病與飲食習慣

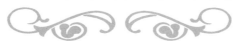

　　近幾年來台灣地區十大死亡原因統計結果發現，慢性疾病已經超過急性傳染病，成為國人健康最大的殺手。引起慢性疾病的原因很多，飲食是其中重要的之一因素，均衡的飲食可以促進健康，飲食不當卻是各種慢性病的來源。

　　長期以來國人因為營養過剩，飲食習慣趨向於西式飲食。因此，像肥胖症、糖尿病及心血管疾病等慢性疾病的罹患率，都逐年增加。中年以後各種生理機能逐漸衰退，各種慢性疾

病逐漸出現，所謂「預防勝於治療」，為了維持正常的生理機能，日常飲食保健更為重要。

引起慢性病主要的原因有過度肥胖、組織器官老化、長期飲食不均衡、不良的生活習慣，都會引起慢性疾病。

慢性疾病除了依靠藥物控制外，飲食控制也很重要，以下就常見慢性疾病的飲食來了解，讀者會發現慢性疾病大多與飲食習慣及生活型態有關，例如長期過高的鹽分攝取，是高血壓、腎臟病與心臟病的危險因素之一。肥胖、乳癌、心臟病、高血壓、中風和糖尿病等，都是由於攝取過多的脂肪所引發的。纖維質攝取不足則容易引發結腸癌及直腸癌。

本書將介紹目前最常見的三種慢性疾病：慢性肝炎、糖尿病及高血壓。

慢性肝炎

慢性肝炎主要是指B、C、D三型經由體液傳染的肝炎、在感染後有部份的病人會變成慢性肝炎,而導致肝硬化、肝癌,終至死亡,為國人主要死因之一。

慢性肝炎的病人常常沒有自覺的症狀,即使有症狀出現,也是一般性的症狀。比較常見有全身倦怠、食慾不振、嘔吐感、上腹部鈍痛及有壓迫感、皮膚搔癢、關節痛、手掌紅斑等。因此往往是在做身體健檢查或捐血檢查時,才在偶然的機會下被發覺。或是急性發作

時，因有急性肝炎的症狀而驚覺原來是慢性肝炎的急性發作。這時候應該仔細地做急性或慢性的鑑別，急性肝炎和慢性肝炎在預防和治療上都是完全不同的。

　　慢性肝炎一旦演變成肝硬化，極有可能演變為肝癌。因此慢性肝炎雖然沒有嚴重的症狀，但卻是一種不容忽視的疾病。

慢性肝炎患者的飲食原則

　　肝臟是人體最大的化學工廠。它會將我們吃進來的食物、呼吸或皮膚進入的外來物，經轉換及去毒後，讓身體來利用。因此當肝臟生病時，身體的營養代謝和防禦功能會受到嚴重的影響。營養不良本身雖然不會引起肝炎的發生，但是適當的飲食卻能幫助

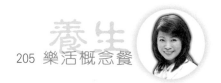

受傷的肝細胞再生，恢復與增強抵抗力，以阻止肝炎病毒擴散。

慢性肝炎患者的食療建議

對於體重超過標準的病人，應限制總熱量的攝取。過量的能量攝取，尤其以醣類為主，會增加肝臟脂肪的堆積，使肝功能失調。

食物選擇應多變化，減少過度精緻食品，多攝食粗糙及含纖維素高的食物。避免一些高鹽食品和調味品的使用，儘量利用食物原來的鮮味，如鳳梨、柳橙、檸檬、香菇、洋蔥、薑蒜等材料。

避免飲酒，多食用含維他命Ａ、Ｃ的黃綠色蔬菜及水果。根據研究，Ｂ型肝炎帶原者，若又有喝酒的習慣，罹患肝癌的機會比不喝酒的人

食物烹調建議

一般慢性肝炎患者每日的脂肪應保持在40～60公克。如此可以維持身體熱量，提供所需脂肪酸，促進脂溶性維生素的吸收。

烹調時加些油可改善菜的味道，增加慢性肝炎患者的食慾，以達到充足的營養攝取，使慢性肝炎患者能夠儘速恢復健康。

對於慢性肝炎患者不須嚴格限制脂肪的攝取。根據不同的病期、病情來考量，以患者進食後無不適為原則。

多4～5倍，也增加罹患肝硬化的機會。

少吃刺激、辛辣、添加過多人工香料及燻烤的食物，並避免食用酒釀、豆腐乳、臭豆腐等發酵處理及發霉的米、玉米或花生等食品。

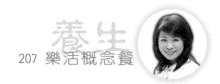

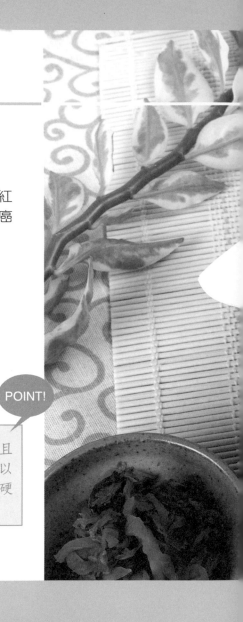

山楂
能降血脂及膽固醇。

蕃茄
含有維他命Ａ、維他命Ｃ、及茄紅素，能夠以抗氧化的方式預防癌症。

牛肉
有補脾胃補血及強筋骨功效。

蔥
含維生素Ｃ，能提供抗氧化效果。

薑
清心肺、安神、增加免疫力。

POINT!

這是一道保養肝臟很好的食譜，而且加入山楂可以幫助消化，紅蕃茄可以幫助降低肝炎指數，慢性肝炎及肝硬化者都可以多食用這道菜。

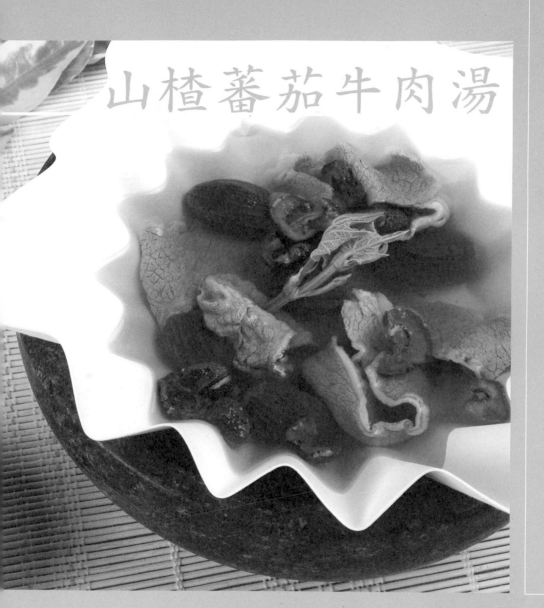

山楂蕃茄牛肉湯

養生

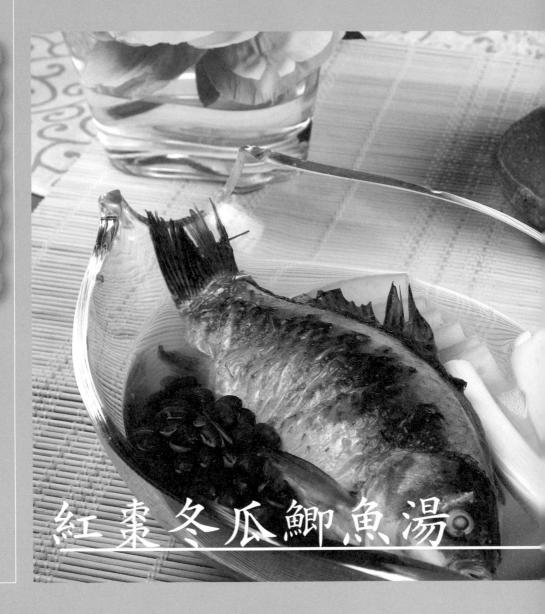

紅棗冬瓜鯽魚湯

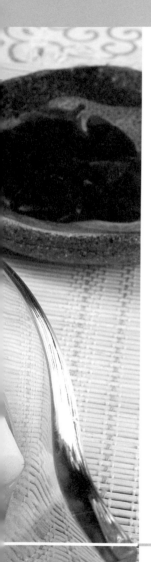

鯽魚
主溫中下氣、補虛贏、止下痢腸痔。

帶皮冬瓜
抗氧化能力較冬瓜肉佳。

紅棗
味甘性溫、歸脾胃經，有補中益氣、健脾益胃、養血安神、緩和藥性的功能。

蔥頭
有提鮮、去腥的功效，常吃具有調胃溫中、興奮、發汗、祛痰、利尿等食療功效。

POINT!

冬瓜可以利水消腫，鯽魚是屬於平性的食物，加上紅棗可以補氣，因此這道菜很適合急慢性肝炎及肝硬化者食用。

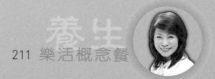

芹菜

健胃、利尿、淨血調經、平肝、解表、透疹、降壓、鎮靜等效果。

胡蘿蔔

含大量的 β 胡蘿蔔素，具有很強的抗氧化效果。

花椰菜

有強肝解毒、增強免疫力、降血壓等作用，並含有蘿蔔硫素、引朵、維生素C、葉酸等，抗氧化能力佳。

五味子糖醋醬

浸泡於白醋或水果醋中3日，加鹽、糖、蔥調味。

POINT!

很多科學證據已經指出五味子可以有效的降低肝炎指數，加上芹菜、胡蘿蔔、花椰菜等含有豐富抗氧化物質的蔬菜，可以防治慢性肝病者的惡化。

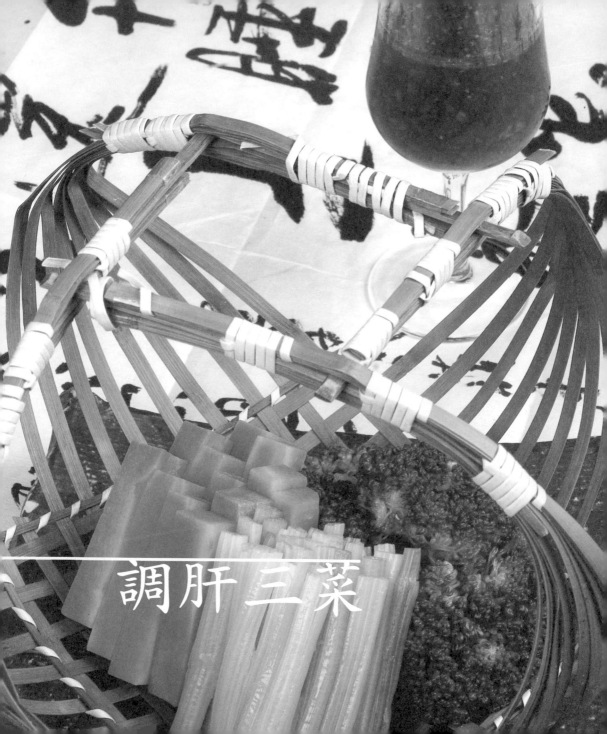

調肝三菜

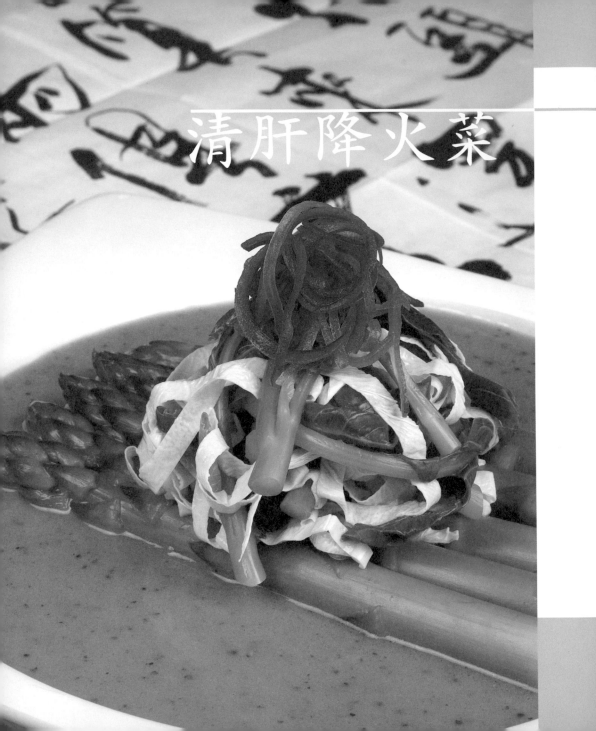

清肝降火菜

蘆筍

能抑制血漿、肝、腦組織中的過氧化脂質生成而降低其含量。保護因四氯化碳所造成的肝臟損傷，提高巨噬細胞的吞噬能力，及增加免疫力。

芥藍

含極豐富的維他命 A 及C，抗氧化效果能力佳。

腐竹

有消除疲勞，恢復體力，預防高血壓，高血脂，動脈硬化，強化骨骼等功效。

敗醬草

POINT!

具有抗發炎之功效。

敗醬草是可以降低發炎指數的食品。加上蘆筍、芥藍，腐竹具有保肝的效果，並可以使過度運作的肝臟獲得恢復。

Dr. Maggie的叮嚀

可以再服用菇類製品、多酚類、抗氧化產品、支鏈胺基酸等營養食品來抵抗肝炎的入侵。

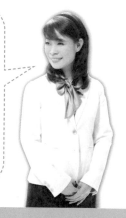

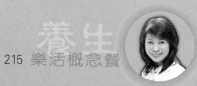

糖尿病

　　糖尿病是因為胰臟製造的胰島素不足或功能不良，無法使得葡萄糖充分進入細胞利用，而留在血中使血糖濃度升高，形成尿糖。大部分病患在發病初期，大多沒有症狀，除非做健康檢查，否則不易發現。惟病情隨時間加重導致血糖逐漸升高後，才出現有尿多、口渴、飢餓、疲勞、視力模糊、體重減輕或傷口不易癒合等症狀出現。

　　目前醫學治療主張控制血糖以減少微細血管併發症，如視網膜病變、腎臟病變、神經病

變，同時控制異常的代謝，如高血壓、高膽固醇、三酸甘油酯等，以防止大血管的併發症，如冠心病或動脈粥狀硬化問題等。

糖尿病患者的飲食原則

應按照年齡、性別、身高、標準體重、工作強度計算每日所需攝取熱量，體重應保持或稍低於標準體重。

蛋白質的攝取量則以每日每公斤體重1克為原則。脂質的攝取量則是以每日每公斤體重0.6～1克為準。碳水化合物以每日所需攝取總熱量之55%～60%。並且搭配粗糧、蔬菜等，以減緩血糖的上升。山藥、冬瓜、小麥、綠豆、枸杞、菊花等亦具有良好的降血糖功效。避免如含澱粉或糖分過高以及辛辣刺激性食物，並且

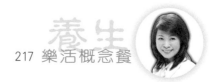

降低高膽固醇的食品，以減少罹患動脈硬化的機率。

糖尿病患者的食療建議

糖尿病患的最高的食材選用原則是「維持理想體重」與「保持均衡飲食」。注意須定時定量進食，因為定食定量進食有助穩定血糖。

可適量進食含高澱粉質如粥、粉、麵、飯、麵包、餅乾等食物。倘若料理當中有使用根莖類的蔬菜如薯仔、蕃薯、芋頭、蓮藕；豆類如青豆、眉豆和黑豆等均含較高的澱粉質，要注意適當地減少在同一餐所進食的五穀類份量是否有超出標準。

適量進食蔬菜、水果、乾豆類及燕麥等含高水溶性纖維的食品，可延緩血糖的升高。水

果雖然含果糖，但有豐富的維生素、纖維素、礦物質及抗氧化物，可以適量進食。葉類蔬菜如菜心、白菜，含豐富纖維素，不妨多吃。避免油脂高的食物，少吃油炸、油煎等食物。

　　盡量避免進食含高糖份的食物，如食糖及調味料。甜品和飲品、中西式糕點和甜點都在注意名單之列。不酗酒，應酬時飲酒應節制，酒也含有大量卡路里。

POINT!

食物烹調建議

　　飲食清淡為原則，應少吃高膽固醇的食物。炒菜時宜選用不飽和脂肪酸高的油，如大豆油、花生油、玉米油、葵花油、橄欖油、紅花子油等，少用飽和脂肪酸高的油，如豬油、牛油、奶油等。烹調宜多採用清蒸、水煮、涼拌、烤、燒、燉、滷等方式。

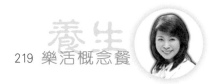

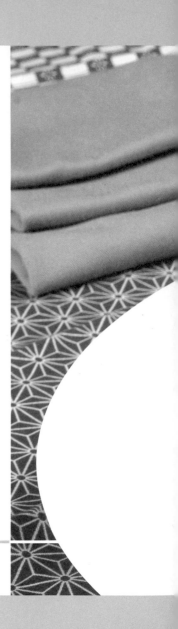

石斑

提供優質蛋白質，並含有豐富的 ω —
3脂肪酸，尤以紅肉魚含有較多之 ω
—3脂肪酸，可依時節選擇。

綠茶

　　能增進胰島素的敏感度，並延緩成
　　年型糖尿病的發生。

POINT!

綠茶中所含的兒茶素可以有效的保護
器官免受自由基的傷害，搭配石斑或
其他深海白肉魚更可以增加糖尿病病
患保護與修補胰臟器官的功能，並能
增加胰島素的可利用性，對糖尿病病
患血糖的穩定是有助益的。

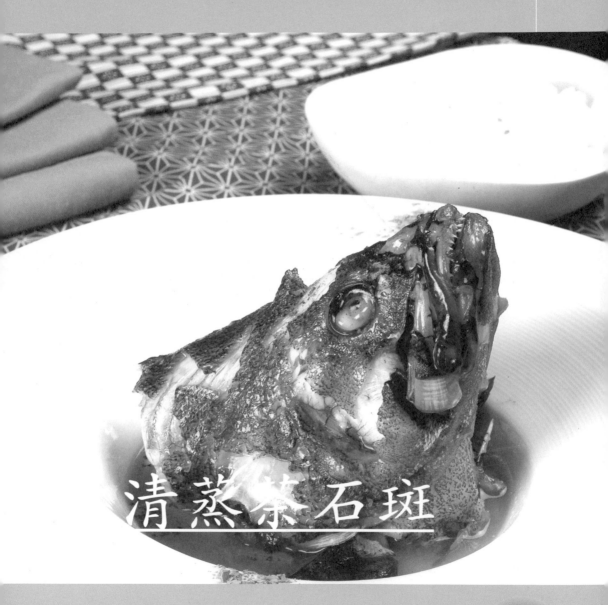

清蒸茶石斑

養生

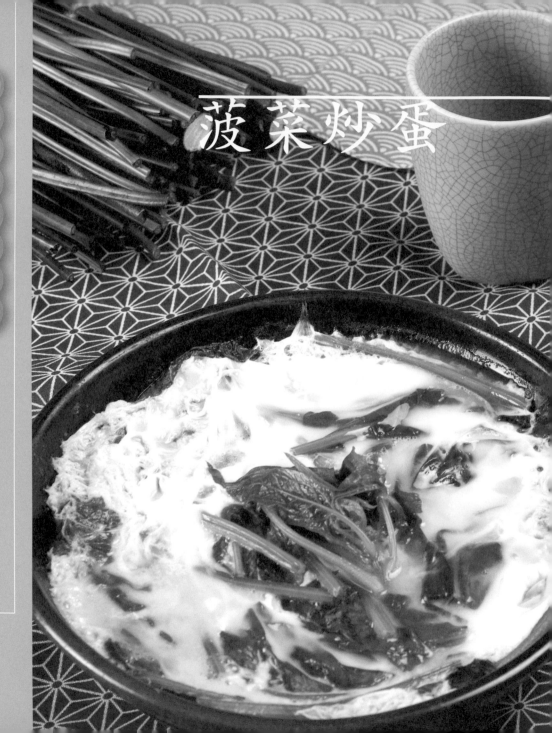

菠菜炒蛋

連根菠菜

菠菜的根部含有許多銅和錳,能增進身體的抗氧化能力,強化血管與骨骼。

蛋白

糖尿病患者若血膽固醇偏高,每週以不超過2~3個蛋黃為原則。

POINT!

菠菜的根部不僅含有抗氧化的物質,也可以穩定糖尿病病患的血糖值,蛋白是很好的蛋白質來源,對伴隨血脂或心血管問題的糖尿病病患是很好的蛋白質食物來源。

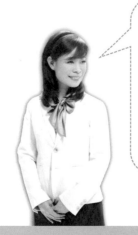

Dr. Maggie的叮嚀
建議補充桑葉、抗氧化產品、冬蟲夏草、薏仁以及水溶性或非水溶性纖維等營養素,來降低血膽固醇,減少心臟病、控制及預防糖尿病。尤以水溶性纖維,可有效減低葡萄糖的吸收速率,對糖尿病患者血糖控制有所助益。

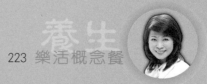

高血壓

　　血壓的高低與發生中風或其他心血管疾病之風險，為一連續性之關係。一般而言，平均血壓每增加10mmHg，中風之危險性即增加30％。高血壓的定義，是指動脈血壓的持續升高，重點在於多次測量的血壓平均值高，而非偶爾出現的血壓短暫升高。根據美國全國聯合委員會在2003年的最新定義，高血壓是指收縮壓高於或等於140mmHg及舒張壓高於或等於90 mmHg。成人正常血壓值的定義則為收縮壓低於120mmHg且舒張壓低於80mmHg。血壓

介於正常和高血壓之間的稱為高血壓前期。而JNC又將高血壓分為兩期，分別是第一期（輕度）高血壓：收縮壓140—159mmHg及舒張壓90-99mmHg）及第二期（中、重度）高血壓：收縮壓等於或高於160mmHg或舒張壓等於或高於100mmHg。這樣的分類標準，對國人也是同樣適用的。

高血壓患者的飲食原則

美國高血壓保健飲食原則臨床試驗顯示，將一般美式飲食，改為富含蔬菜、水果及低脂食物，增加乳品與堅果類的飲食，同時避免食用含高脂、高飽和脂肪酸及高膽固醇的食品。採行此飲食原則，不但可預防高血壓的產生，對於高血壓患者，亦有降低血壓的效果。這項

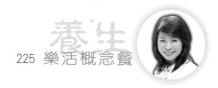

新的飲食觀念很簡單，只有三原則：多蔬果、多乳品與堅果、少油脂，國人也可參考使用。

高血壓患者的食療建議

高血壓患者須減少鈉鹽攝取量，根據流行病學的調查，及許多臨床試驗的結果，都顯示飲食中食鹽（主要是鈉鹽）的攝取量和血壓值有明顯的正相關。許多的飲食試驗發現，低鹽飲食的確可使血壓下降。美國研究報告建議每日鈉攝取總量不超過2.4克，即食鹽6克。天然食物中已含有鈉鹽，故食品調味添加的鹽分，應更少於一般飲食習慣的添加量，總攝取量才不會超過建議量。

限鈉飲食不只適用於高血壓患者，也可用於水腫，心臟衰竭，腎臟衰竭的病患。選擇新

抗慢性病之概念餐

鮮食物，並自行製作，減少加工食物的攝取麵
線，如油飯，甜鹹蜜餞，甜鹹餅乾等，都添加
了含鈉量極高的鹼蘇打，發粉或鹽，必須忌
食。含鈉量高的蔬菜，如紫菜，海帶，胡蘿
蔔，芹菜等，均不宜大量食用。對於外食族來
說，由於餐館的飲食常含有較高的食鹽，應避
免外食，若無法避免時，應忌食湯汁。

POINT!

食物烹調建議

　　烹調時可多採用白糖、白醋、薑、蒜、
八角、檸檬汁等調味品，以蒸、燉、烤等方
式來烹調，減少含鈉量高的調味品，如鹽、
醬油、味精等使用。飲食中也應盡量少用刺
激性的調味品，如辣椒、胡椒、咖哩粉等。

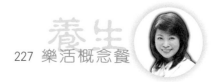

227 樂活概念餐

魚肉

提供優質蛋白質，並含有豐富的ω-3脂肪酸。

大白菜

維生素C含量多，有清熱退火等功效。

海帶

海帶中的碘可促進血液中三酸甘油脂的代謝，膳食纖維也以水溶性纖維為主，有助於血膽固醇的降低。

玉米心

清熱利尿、除濕退黃、降壓、降糖、消腫止血。

茼蒿

深綠色蔬菜是最好的抗高血壓食物，因為含豐富的鉀、鎂、膳食纖維及維生素C、葉酸。

蔥段

含維生素C，具抗氧化效果，可增添食物香氣。

POINT!

玉米心、茼蒿、大白菜都可以幫助高血壓患者降低血壓，尤其需要減重的高血壓患者多吃以上三種蔬菜，可以幫助身體排除多於水分，而且也會有很好的飽足感，海帶中含有褐藻酸的鉀鹽，可以幫助鈉在體內的平衡，進而達到使血壓下降的功效。

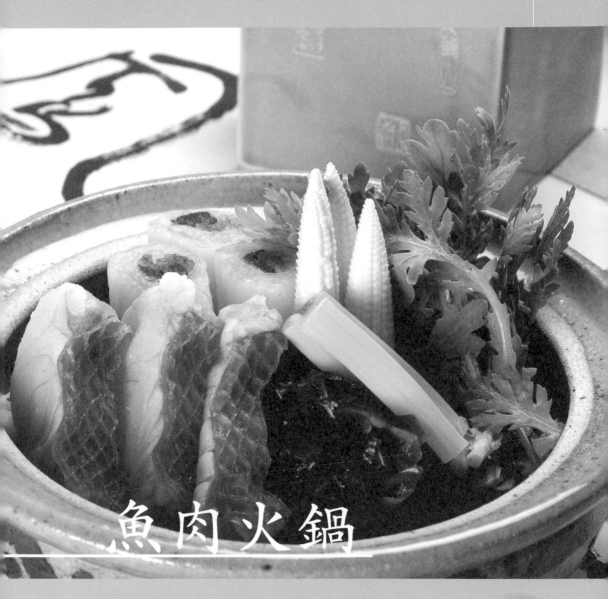

魚肉火鍋

魚肉

提供優質蛋白質，並含有豐富的ω-3脂肪酸，尤以紅肉魚含有較多之ω-3脂肪酸，可依時節選擇。

豆腐

有消除疲勞，恢復體力，預防高血壓，高血脂，動脈硬化，強化骨骼等功效。

冬瓜

味甘而性寒，有利尿消腫、清熱解毒、清胃降火及消炎之功效，對於動脈硬化、冠心病，高血壓、水腫腹脹等疾病，有良好的治療作用。

POINT!

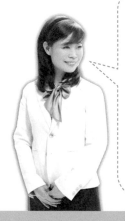

Dr. Maggie的叮嚀

納豆激酶有溶解血栓、去除血塊的功效。紅麴可降低膽固醇、深海魚油有清理血管、降低血脂之功能。高血壓患者可多加補充。

很多科學研究已經證明，冬瓜中含有可以降血壓的成分，配合深海魚食用，不僅可以降低血壓，還可以預防心血管疾病。

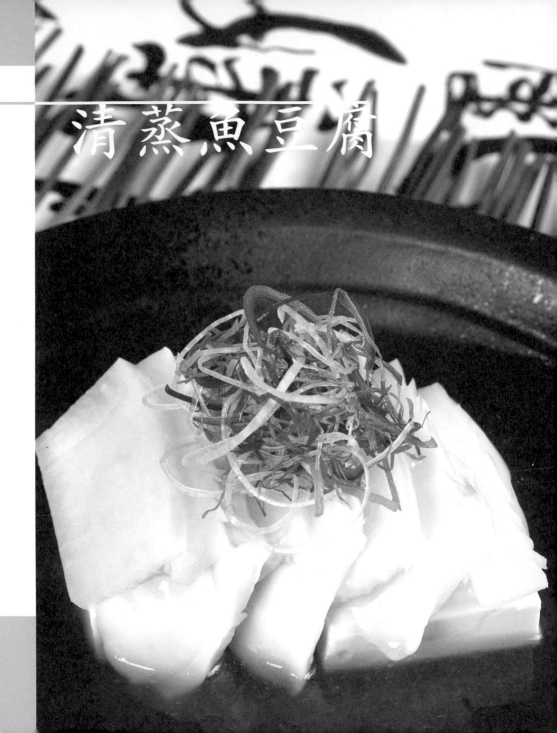

清蒸魚豆腐

賀 雅芳康朵青春精華
榮·獲·肯·定
Winner

AVON life

美好時光停駐 青春活力不減

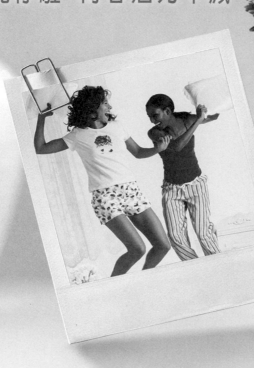

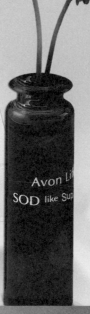

Avon Life
SOD like Sup

賀！雅芳康朵青春精華榮獲2006國家生技醫療品質獎

國家級認證與肯定，「雅芳康朵青春精華升級版」讓您擁有迷人的丰采

雅芳康朵青春精華升級版　含有日本AK株納豆菌發酵液

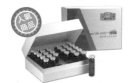

人氣
商品

AK株納豆菌為日本細菌權威赤澤博士潛心多年研究發現的菌種，是納豆菌中特別優異的菌種，
因此「AK株」納豆菌發酵液成為日本名媛淑女喜愛，保持青春的良方、超人氣商品。
台灣雅芳嚴選獨家配方，率先採用AK株納豆菌發酵液，同時也是全球雅芳獨賣，讓您享有與日
本同步的營養補助食品，輕鬆攝取納豆的營養，伴您保持青春活力。

2007年養生樂活講座

生活清醒醐 · 健康每一天

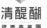
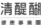

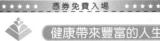
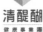

2007年養生樂活講座

生活清醒醐 · 健康每一天

正確的健康管理

主 講 人：黃惠宇 博士
講座日期：6月30日
時　　間：14:30-15:30

◇ 報名時間：每月15日前額滿截止報名
◇ 報名專線：0800-238888
◇ 活動網址查詢：http://www.microsoy.com.tw
◇ 地　點：台北市大安區忠孝東路三段305號3樓
　　　　　清醒醐健康事業團大會議室（每場限額150名）
◇ 請您攜帶本卷於演講前10分鐘入場

★★★★★　憑券免費入場　★★★★★

樂活健康美麗之道

主 講 人：黃惠宇 博士
講座日期：5月26日
時　　間：14:30-15:30

◇ 報名時間：每月15日前額滿截止報名
◇ 報名專線：0800-238888
◇ 活動網址查詢：http://www.microsoy.com.tw
◇ 地　點：台北市大安區忠孝東路三段305號3樓
　　　　　清醒醐健康事業團大會議室（每場限額150名）
◇ 請您攜帶本卷於演講前10分鐘入場

★★★★★　憑券免費入場　★★★★★

四季養生之道

主 講 人：黃惠宇 博士
講座日期：4月28日
時　　間：14:30-15:30

◇ 報名時間：每月15日前額滿截止報名
◇ 報名專線：0800-238888
◇ 活動網址查詢：http://www.microsoy.com.tw
◇ 地　點：台北市大安區忠孝東路三段305號3樓
　　　　　清醒醐健康事業團大會議室（每場限額150名）
◇ 請您攜帶本卷於演講前10分鐘入場

★★★★★　憑券免費入場　★★★★★

循環性疾病的有效調理方法

主 講 人：黃惠宇 博士
講座日期：9月29日
時　　間：14:30-15:30

◇ 報名時間：每月15日前額滿截止報名
◇ 報名專線：0800-238888
◇ 活動網址查詢：http://www.microsoy.com.tw
◇ 地　點：台北市大安區忠孝東路三段305號3樓
　　　　　清醒醐健康事業團大會議室（每場限額150名）
◇ 請您攜帶本卷於演講前10分鐘入場

★★★★★　憑券免費入場　★★★★★

輕鬆自然的窈窕秘方

主 講 人：黃惠宇 博士
講座日期：8月25日
時　　間：14:30-15:30

◇ 報名時間：每月15日前額滿截止報名
◇ 報名專線：0800-238888
◇ 活動網址查詢：http://www.microsoy.com.tw
◇ 地　點：台北市大安區忠孝東路三段305號3樓
　　　　　清醒醐健康事業團大會議室（每場限額150名）
◇ 請您攜帶本卷於演講前10分鐘入場

★★★★★　憑券免費入場　★★★★★

從『腸』開始，健康一生

主 講 人：黃惠宇 博士
講座日期：7月28日
時　　間：14:30-15:30

◇ 報名時間：每月15日前額滿截止報名
◇ 報名專線：0800-238888
◇ 活動網址查詢：http://www.microsoy.com.tw
◇ 地　點：台北市大安區忠孝東路三段305號3樓
　　　　　清醒醐健康事業團大會議室（每場限額150名）
◇ 請您攜帶本卷於演講前10分鐘入場

★★★★★　憑券免費入場　★★★★★

如何解決高血脂的困擾

主 講 人：黃惠宇 博士
講座日期：12月29日
時　　間：14:30-15:30

◇ 報名時間：每月15日前額滿截止報名
◇ 報名專線：0800-238888
◇ 活動網址查詢：http://www.microsoy.com.tw
◇ 地　點：台北市大安區忠孝東路三段305號3樓
　　　　　清醒醐健康事業團大會議室（每場限額150名）
◇ 請您攜帶本卷於演講前10分鐘入場

★★★★★　憑券免費入場　★★★★★

保肝的秘方

主 講 人：黃惠宇 博士
講座日期：11月24日
時　　間：14:30-15:30

◇ 報名時間：每月15日前額滿截止報名
◇ 報名專線：0800-238888
◇ 活動網址查詢：http://www.microsoy.com.tw
◇ 地　點：台北市大安區忠孝東路三段305號3樓
　　　　　清醒醐健康事業團大會議室（每場限額150名）
◇ 請您攜帶本卷於演講前10分鐘入場

★★★★★　憑券免費入場　★★★★★

健康帶來豐富的人生

主 講 人：黃惠宇 博士
講座日期：10月27日
時　　間：14:30-15:30

◇ 報名時間：每月15日前額滿截止報名
◇ 報名專線：0800-238888
◇ 活動網址查詢：http://www.microsoy.com.tw
◇ 地　點：台北市大安區忠孝東路三段305號3樓
　　　　　清醒醐健康事業團大會議室（每場限額150名）
◇ 請您攜帶本卷於演講前10分鐘入場

★★★★★　憑券免費入場　★★★★★

身體文化 79

養生樂活概念餐——膳食有規劃，健康不生病

作　　者—Dr. Maggie 黃惠宇博士
內頁食譜攝影—哲人石工作室
主　　編—心岱
特約編輯—葉子
美術設計—盧紀君
執行企畫—艾青荷
校　　對—葉子、陳美萍
董　事　長—孫思照
發　行　人—
總　經　理—莫昭平
總　編　輯—林馨琴
出　版　者—時報文化出版企業股份有限公司
　　　　　108台北市和平西路三段二四〇號三樓
　　　　　發行專線—（〇二）二三〇六—六八四二
　　　　　讀者服務專線—〇八〇〇—二三一—七〇五 ·（〇二）二三〇四—七一〇三
　　　　　讀者服務傳真—（〇二）二三〇四—六八五八
　　　　　郵撥—一九三四四七二四時報文化出版公司
　　　　　信箱—台北郵政七九～九九信箱
時報悅讀網—http://www.readingtimes.com.tw
電子郵件信箱—ctliving@readingtimes.com.tw
印　　刷—華展印刷有限公司
初版一刷—二〇〇七年四月二十三日
定　　價—新台幣二八〇元

⊙行政院新聞局局版北市業字第八〇號
版權所有　翻印必究
（缺頁或破損的書，請寄回更換）

國家圖書館出版品預行編目資料

養生樂活概念餐 / 黃惠宇著. — 初版. —
臺北市：時報文化，2007[民96]
面；　　公分. -- （身體文化：79）
ISBN 978-957-13-4651-9（平裝）

1. 飲食 2. 食物治療 3. 食譜

411.3　　　　　　　　　　　96006252

ISBN 978-957-13-4651-9
Printed in Taiwan

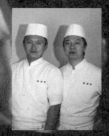
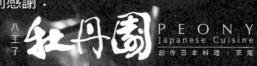

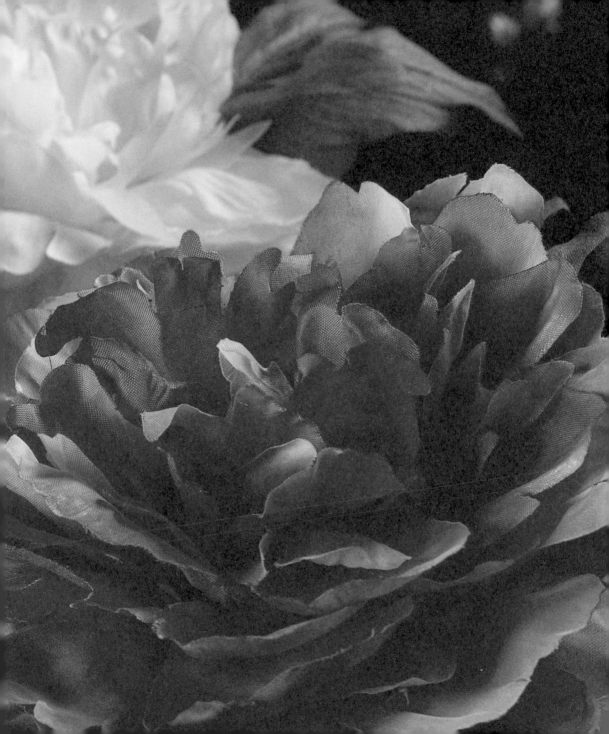

編號：CS0079	書名：養生樂活概念餐
姓名：	性別：＿＿＿＿ 1.男　　2.女
出生日期：　　年　　月　　日	連絡電話：

＿＿＿＿＿ 學歷：1.小學　2.國中　3.高中　4.大專　5.研究所（含以上）

＿＿＿＿＿ 職業：1.學生　2.公務（含軍警）　3.家管　4.服務　5.金融

6.製造　7.資訊　8.大眾傳播　9.自由業　10.農漁牧

11.退休　12.其他

通訊地址：□□□ ＿＿＿＿＿ 縣(市) ＿＿＿＿＿ 鄉鎮區 ＿＿＿＿＿ 村 ＿＿＿＿＿ 里

＿＿＿＿＿ 鄰 ＿＿＿＿＿ 路(街) ＿＿＿ 段 ＿＿＿ 巷 ＿＿＿ 弄 ＿＿＿ 號 ＿＿＿＿＿ 樓

E-mail address：＿＿＿＿＿＿＿＿＿＿＿＿＿＿＿＿＿＿＿＿＿＿＿＿＿

（下列資料請以數字填在每題前之空格處）

＿＿＿＿＿ 購書地點／
1.書店　2.書展　3.書報攤　4.郵購　5.網路　6.直銷　7.贈閱　8.其他

＿＿＿＿＿ 您從哪裡得知本書／
1.書店　　2.報紙廣告　　3.報紙專欄　　4.雜誌廣告　　5.網路資訊
6.親友介紹　　7.DM廣告傳單　　8.其他 ＿＿＿＿＿

＿＿＿＿＿ 您希望我們為您出版哪一類的作品／
1.疾病醫療　　2.生活保健　　3.養生方法　　4.健身塑身　　5.食物與營養
6.美容保養　　7.心理衛生　　8.醫病關係　　9.其他 ＿＿＿＿＿

＿＿＿＿＿ 您對本書的意見／
＿＿＿＿＿ 內容／1.滿意　　2.尚可　　3.應改進
＿＿＿＿＿ 編輯／1.滿意　　2.尚可　　3.應改進
＿＿＿＿＿ 封面設計／1.滿意　　2.尚可　　3.應改進
＿＿＿＿＿ 校對／1.滿意　　2.尚可　　3.應改進
＿＿＿＿＿ 定價／1.偏低　　2.適中　　3.偏高

您希望我們為您出版哪一位作者的作品／＿＿＿＿＿＿＿＿＿

您的建議／＿＿＿＿＿＿＿＿＿＿＿＿＿＿＿＿＿＿＿＿

＿＿＿＿＿＿＿＿＿＿＿＿＿＿＿＿＿＿＿＿＿＿＿＿＿＿＿

廣告回郵
北區郵政管理局登
記證北台字1500號
免貼郵票

地址：108台北市和平西路三段240號3樓
讀者服務專線：0800-231-705・(02)2304-7103
讀者服務傳真：(02)2304-6858
郵撥：19344724 時報文化出版公司

請寄回這張服務卡（免貼郵票），您可以——
●隨時收到最新消息。
●參加專為您設計的各項回饋優惠活動。

Culture of Health

身體文化

Culture of Health